魂の精神科訪問看護

西島暁子
NISHIJIMA AKIKO

幻冬舎MC

魂の精神科訪問看護

はじめに

２００５年10月、私は見慣れない部屋で目を覚ましました。

木目調の壁に囲まれたその部屋の窓には鉄格子がはめられていて開けることはできません。ドアには猫が通れるくらいの小窓がついていて、時折誰かがその小窓から私の様子をうかがっているようでした。

そこは、精神科病院の保護室でした。気づけば私は精神科の患者として、保護室に入院していたのです。保護室自体は私にとってはなじみの深い場所でした。なぜなら、入院させられるほんの数日前まで、私は精神科の看護師として多くの入院患者をケアする立場だったからです。

しかし、精神科看護について熟知していることと、自分のメンタルコントロールができることとは別の問題です。当時の私は若手看護師として月に夜勤回数12回を超える過酷な病棟業務をこなし、知らず知らずのうちに体力と気力の限界を迎えていました。さらに夜勤の影響による生活リズムの乱れから不眠に陥り、睡眠薬の量が増え、休みの日には朝から布団をかぶって「死にたい」と繰り返しつぶやくようになりました。ついに心配した同僚によって、私は精神科病院に強制入院させられたのでした。精神科のプロだと思っていたのに自分自身の不調も分からず、気づけば患者の立場になっていた……このことに私は強いショックを受けました。しかし同時に気づいたこともありました。社会から隔離されているような、殺伐とした病棟で本当の意味で患者に寄り添ったケアができるのだろうか。患者の立場となって初めて私は「ケアされる側の心」を知ったのです。

それから数カ月後、精神科看護の道へと戻りました。そしてその数年後には、プライベートでシングルマザーとして出産したことで、子育てをしながら夜勤があるハードな病棟勤務が難しい状態になっていきました。

なんとか看護師と育児を両立して働ける仕事はないかと探していたところ、看護師の資格と精神科での勤務経験を採用条件としていた精神科訪問看護という仕事と出会ったのです。

自分のスキルが活かせて働き方も融通が利くという理由で始めた仕事でしたが、そこには病棟での精神科看護とはまったく別の世界が広がっていました。精神科訪問看護の現場こそ私が理想としていた患者に寄り添ったケアが実現できる場所だったのです。レントゲンやＭＲＩ、血液検査などで病気の原因が分かる外科や内科の病気と異なり、精神科の病気はその原因が実にさまざまです。生育歴や家族背景、人間関係、仕事のストレスなど患者ごとに異なる病気の原因を知るには、丁寧な問診や患者情報の収集が欠かせません。しかし病院で引き出せる患者の情報には限界があります。病院という、医療者と患者の二者しかいない特殊な環境下では、患者の本音や本当の姿を知ることは難しいからです。

一方で患者の自宅には家族関係や趣味、ライフスタイル、日々患者を悩ませるものの正体など、「患者が病気になってしまった本当の理由」が隠されています。病棟時代にはどれほど頑張っても決して知ることができなかった貴重な情報に触れることができるのです。

このことに気づいてから私は初めて精神科治療の全体像が見え、精神科訪問看護に夢中になっていきました。自分自身の思う訪問看護を実現するために自ら訪問看護事業所を立ち上げて、ひたすら地域の患者に寄り添うために邁進していったのです。夢中で関わってきた患者のなかには、引きこもりや虐待、他害行為などいわゆる困難ケースと呼ばれる事例もありました。しかしそんな患者でも根気強い関わりのなかで社会復帰を果たし、就職や進学できた人も多くいます。どのようなケースであっても目を背けずに寄り添ってきた結果、難しい患者でも安心して任せられる事業所だと信頼されるようになりました。

昨今、精神疾患や障がいをもつ人たちが地域でともに暮らせる社会の実現が求められています。しかし行政の力だけでは、精神疾患をもつ人が地域で暮らすことは簡単ではありません。精神疾患をもつ人たちが地域で安心して暮らすために、私たちのような精神科訪問看護師はなくてはならない存在です。精神疾患や障がいがあっても地域で暮らせるようになるためには、一歩ずつ着実な取り組みが必要です。そして私は、患者の側でその一歩を支える存在になりたいと願って日々、努力を続けています。

本書には自分自身が患者の立場も経験し、もがきながらも精神科訪問看護という天職によって自分自身も救われた、私自身の半生を余すところなく記しました。本書が精神科訪問看護や誰もがともに暮らせる社会づくりに興味をもつ人に、少しでも役立つことができたら著者としてこれ以上うれしいことはありません。

目次

第2章

夜勤回数月12回超、過酷な病棟勤務、うつの発症――
自らが患者となって理解したケアされる側の本音

第3章

家族背景や生育歴、生活スタイルまですべてを知ってケアする——患者に寄り添える訪問看護に精神科看護の理想を見出す

第4章
暴力、暴言、妄想などの「困難なケース」——行き場のない患者を救うために独立開業

第5章

薬物療法だけに頼らない看護を実践する

患者が自立して社会復帰するために――

第6章

社会復帰、就労支援、発達障害児支援――精神疾患をもつすべての人のケアを目指す

プロローグ

桜の花が満開に咲き誇る頃、一人の青年が私たちの運営する訪問看護事務所の扉を叩きました。扉を開けてみると真新しいスーツに身を包んだ青年が、晴れやかな笑顔で立っています。そこにいたのは、中学生の頃から訪問看護師として関わり続けてきたI君でした。

I君は理学療法士になりたいという目標をもって、医療系の専門学校に進学することが決まっていました。今日はその入学式の前に、私たちに晴れ姿を見せに来てくれたのです。

I君は自閉スペクトラム(ASD)とトゥレット症候群を患う18歳の青年です。重度のチック症状や母親に対する異常な密着、感覚過敏、自傷行為などが強く、長い間引きこもり生活を送っていました。

私が初めてI君と会ったのは今から4年ほど前、I君が14歳のときでした。この頃のI君は夜通しネットゲームをやって明け方に眠るという昼夜逆転生活を送っていました。チック症が重度化したトゥレット症候群を患っていて、音声チックだけではなく自分自身を叩いてしまうなど自傷傾向もありました。

また、発達にも遅れが見られたせいか、母子の愛着形成もうまくいっていない様子でした。そのため中学2年生になって大人とほとんど変わらないような大きな体で、母親に抱きついたりキスをしたり、赤ん坊のように乳房を触ったりなど異常な母子の密着もありました。

昼夜逆転で引きこもり、おまけに訪問看護に対する拒否もあったI君への関わりは簡単ではありませんでした。訪問をスタートして最初の半年間はまったく本人に会うことすらできず、ひたすら母親から話を聞いているだけだったように記憶しています。

しかし、どれほど拒否されても関わりを止めることなく訪問を継続するなかで、やがて看護師と一緒にゲームの話をするようになり、そこから次第に信頼関係が築けるようになっていき、少しずつI君は心の内を話してくれるようになりました。彼はずっと引きこもっているものの、本当は友達が欲しいと思っていること、彼女もつくってみたいと思っていること、学校に行きたいと思っていることなどを打ち明けてくれるようになったのです。

私たちはI君の本当の気持ちを知り、彼の目標を実現するために全力でサポートを始めました。児童心理に詳しい看護師を中心に、発達障害の子どもへの理解がある学校や制度などを調べ上げて、どのような学校であればI君が安心して通えるかを一緒になって考えました。

そうしてI君は通信制の高校に入学することができました。高校生になったI君の成長は目を見張るほどで、初めてのアルバイトにも挑戦し、社会としっかりつながりをもてるようにもなりました。さらに自分自身で進路を考え、将来は理学療法士になるという目標をもつことができたのです。

彼の口から、もし私たちの手助けがなければ、今も昼夜逆転の引きこもり生活だったかもしれない、だから自分も将来は誰かの助けになる仕事がしたい、と理学療法士を目指す理由を聞いたとき、私は言葉にできない感動を覚え、全力でその夢を応援したいと思ったものです。

I君のその立派な姿からは、かつてのような引きこもりで母親に異常に密着し、外との関わりをいっさい拒否していた姿はまるで想像できません。精神が安定するとチック症状も軽減され、最近ではほとんど気にならないまでになりました。

もちろんここまで来るのは平坦な道のりではありませんでした。長い年月と根気強い関わりを続けることで、まさに今日という晴れの日を迎えることができたのです。

私たちは患者の自立を最終ゴールにさまざまなサポートを行っています。サポートのなかには、患者が困難に遭遇したときに自分で対応ができるようにトレーニングすることも含まれます。I君の今日の晴れの日は人生の通過点でしかありません。これからもさまざまな困難が待ち構えていると思いますが、彼には困ったとき自分で解決する力が身についいているとと信じています。

私たちは精神科訪問看護師として、精神疾患や障がいをもつ患者を中心に多くの患者と関わってきました。もちろん、I君のように成功するケースばかりではありません。それどころかなかなか思うように関われないケースもたくさんあります。

それでも私たちは今日も会えないかもしれない患者宅を訪問します。関わり方は患者ごとに千差万別です。病識のない患者に対してとにかく最低限の服薬だけは途切れないように、地域でトラブルなく過ごせるようにと見守れるのは私たち訪問看護師しかいません。

すべての目的は、患者が地域で自立することです。その目的のために、私たちは今日も患者の元を訪れるのです。

第1章

暴力、拘束が当たり前の閉鎖病棟——社会から孤立した精神疾患患者たち

虫の観察が唯一の楽しみだった子ども時代

私の父はとても教育熱心で厳しい人だったので、私の幼少期は勉強一色でした。幼稚園受験から始まり小学校受験、高校受験とあらゆる受験を経験して、小学生の頃は放課後になると塾から塾へと移動するような毎日でした。熱心なあまり父の教育熱は時に度を越していて、成績が悪いと夜中であっても叩き起こされて勉強をさせられたことも一度や二度ではありませんでした。

父の妥協を許さない教育方針はスポーツも同様でした。週末になると父と二人で早朝から公園へ行き、池の周りを全力疾走したり、タイヤを結んだロープを腰に結びつけて走ったりなど、今の時代では考えられないようなハードな運動も課せられるような毎日だったのです。

そのような生活だったので一緒に遊ぶ友達はほとんどおらず、遊び相手は妹くらいでした。そんな私の唯一の楽しみは、虫を観察することでした。自由に過ごせる場所が自宅の庭くらいしかなかったので、そこでダンゴムシを集めたりカマキリやカミキリ虫を捕まえたりするのをわずかな息抜きにしていました。

高校時代は女子校で、このときばかりは親の目が届かないところで少しだけ羽を伸ばすことができました。友人もできて、陸上部に入って部活に全力投球し、楽しい学生生活を過ごすことができました。

しかし高校3年生の進路を決定するところで、またしても父の逆鱗に触れてしまいました。幼少期から虫が好きだった私は自然と動物にも興味をもち、早くから獣医師になりたいと考えていたのです。ところがそのような希望を知った父は私に激怒しました。父の希望は私を医師にすることで、そのために幼少期から厳しくしつけてきたというのです。私はそれでも自分の希望の進路に進みたいと思い、いろいろと抵抗を試みましたが、父は私の希望には聞く耳をもたず、最終的に私は医学部を目指すことになりました。

2浪の末、医学部に進学

女子校では数学は常にトップでしたが、その程度で合格できるほど医学部は甘くありません。現役時代の受験ではとても歯が立たず、そのまま浪人することになりました。そのあと、浪人して一年目は大手予備校に行ったものの成績は振るわず再び不合格となり、二年目に父の勧めで医学部に特化した全寮制の予備校へ入学することになりました。

そこでは朝起きてから寝るまで、1日14時間勉強する毎日でした。厳しい予備校生活で脱落する人が何人も出るなか、なんとか1年間を乗り切り3度目の受験で私は父の願いどおり医学部の試験に合格しました。

ところが、もともと自分で希望して医学部に入学したわけではなかったため、入学しても目的をもてず勉強する気になりませんでした。また、私立の医学部はある種の異世界でした。同級生は学生なのに数十万円のマンションを借りて住んでいる人や誕生日祝いに親から外車をプレゼントされる人など、桁違いの金銭感覚をもつ人ばかりでした。

また、嘘か本当かは分かりませんが、まったく授業に出ていないにもかかわらず無事に試験をクリアしている人がいて、親が教授の友人らしいという噂も耳にしました。さらに当時の医学部は今よりもさらに男性社会で、女子学生が極端に少ないのも居心地が悪く感じていた原因の一つです。

医学部を退学し引きこもりの私を救ってくれた妹

私は苦労して大学に入ったので、サークルに入ったり恋愛を楽しんだり、アルバイトをしたり飲み会に出たりなど、今度こそ学生生活を謳歌するつもりでいました。ところが入学後の生活はレポート漬けで、常に勉強していないと授業についていくことができません。結局入学後も自由はなく、私は次第にいつまでも解放されないという絶望感を覚えるようになっていきました。

そこで少しでも解放感を得るために親に頼み込んで許可を得て、人生で初めてアルバイトをすることにしました。初めは学習塾、次に居酒屋のアルバイトを始めました。するとそこには、私より10歳も20歳も年上なのに定職に就かずフリーターをしていたり、バンドをやって生活していたり、学生だけれどほとんど学校には行かずアルバイトに精を出していたりなど、私には想像もできないような人生を送っている人たちがたくさんいたのです。

それまで勉強やスポーツなどひたすら努力するのが当たり前という人生を送ってきたため、私は彼らのように自由に生きる選択肢があるなどと考えたことはなく、彼らとの出会いは当時の私にとって大きな衝撃でした。同時に彼らのことが無性に羨ましくなり、彼らのように自由に生きてみたいと強く思うようになりました。

そのような思いが一度芽生えてしまった私は苦痛の多い大学生活がどこか息苦しく、自由になるためにはまず大学を辞めなければならないと思いつめて、次第に休みがちになっていきました。

これに対して当然のことながら両親は激怒しました。次第に生活が不規則になっていき、アルバイトをしたり恋人と出掛けたりして夜遅くに帰宅するようになった私を家から閉め出して、お前なんて産まなければよかったと罵声を浴びせることもありました。しかしそうした両親の怒りはすべて裏目に出て、私は学業へのモチベーションを完全に失ってしまい、そのまま大学を退学したのです。

そうして学生でもなくなり、しばらくしてアルバイトも辞めてしまった私は、自宅で半ば引きこもりのような生活を送っていました。そんなとき妹が看護学校へ入学するという選択肢を与えてくれたのです。父から厳しく育てられた私とは異なり、次女である妹は自分の思うままに生きていました。やりたいスポーツをやって行きたい学校に入り、自分の意志で看護師を目指して看護師になりました。その妹が私に、看護師は面白いから目指してみてはどうかと勧めてくれたのです。

大学を辞めてから特になにをすることもなく、このまま引きこもりになってしまうかもしれないという不安があったなかで、目指すべきことを指し示してくれたこの妹からの誘いは私の心に響き、さっそく、看護学校の試験を受けることを決めました。

看護学校に入学し看護師の道へ

猛勉強をして医学部に合格を果たした私にとって、看護学校の入学試験は拍子抜けするほど簡単に感じました。てっきり特待生で入学できるものだと思い込んで、のんきに合格発表の通知を待っていたりもしました。ところが面接で馬鹿正直に医学部を中退したことを伝えていた私は、おそらく芯がない人間だという印象を与えたのか、ほとんどの学校で面接試験に落ちてしまいました。そしてなんとか一校だけ合格通知をもらうことができた学校に入学すると、私はさっそく家を出てアパートを借り、アルバイトをしながら看護師を目指すことにしました。

居心地が悪かった医学部とは異なり、看護学校は楽しい場所でした。年下から年上までいろいろな年齢の人がいて、友達もできました。実習は厳しいものでしたが、両親から厳しくしつけられた私にとっては心が折れるほどつらいものではなく、無事に乗り切ることができました。

晴れて看護師の資格を取得し、自宅からほど近い総合病院に入職しました。当時は今よりもっと看護現場の上下関係は厳しく、新人が先輩より先に帰るなどもってのほかで、休憩室でおやつを食べることも許されない風潮でした。真偽のほどは分かりませんが、出産や結婚などで退職するときは白いハンカチ、それ以外の好ましくない理由で退職するときは黒いハンカチが贈られるなどという恐ろしい噂もあったほどです。

精神科の看護師として第一歩を踏み出す

看護現場の厳しい上下関係のなかで、多くの同期が辞めていきました。そして私自身も結婚をきっかけに、その病院を半年ほどで退職することになりました。

結婚して引っ越しをし、生活が落ち着いてからはさっそく次の職場を探し始めました。

前の職場を半年という短い期間で辞めてしまったため、次こそは腰を据えて長く働ける場所を探したいと強く思っていました。

そうしたときに再びアドバイスをくれたのが、すでに看護師としてキャリアを積んでいた妹でした。思えば私はこれまで何度も妹に助けられたり、アドバイスをもらったりしているように思います。自分自身で決められないときに、妹のふとした一言が私の人生の方向性を大きく変えるきっかけになったことが何度もあったからです。

このとき妹が私に勧めたのは、精神科看護師として働くことでした。妹は精神科領域で有名な国立病院で働いていてとてもやりがいを感じていたため、私にも精神科で働いてみるように勧めてくれたのです。

確かに妹から聞く精神科看護の話は、他科の病棟とはまるで違う世界でした。外来で刃物をもち出した患者がそのまま病院から逃げ出して全員で捜索した話や、病棟で大暴れする患者を大勢の医師や看護師でなんとか取り押さえて、無事に鎮静させて保護室に入れることができた話など、たくさんのエピソードを聞きました。

また、患者によっては医師や看護師に対して暴力的になる人もいるようでした。妹からはしばしば殴られてあざができたとか、後ろから跳び蹴りをされたという話も聞きました。しかし妹自身は、患者のそうした暴力行為も病気のせいだということを理解していて、自分たちの治療によって患者が良くなることを信じていました。そのためそうした暴力的なエピソードであっても、ネガティブになるのではなく日常的な出来事の一つとして私に話してくれるのでした。妹にとって精神科看護は毎日が刺激的で変化に富んでいて、とてもやりがいのある仕事のようでした。

こうした話を聞いて私は精神科病棟には一般病棟ではとても経験できないような、興味深い世界が広がっているように感じ、精神科に強く惹かれるようになりました。そこで自宅から通える精神科の専門病院を探し、面接を受けて無事に入職が決定し、私は精神科看護師としての第一歩を踏み出したのでした。

すべてが驚きの連続だった初めての精神科病棟

入職したのは精神科の単科の病院でした。当時は男性閉鎖病棟、女性閉鎖病棟、男性開放病棟、女性開放病棟という形で病棟が分かれていて、その病院にはさまざまな背景をもつ患者が入院していました。

慢性期の病棟には、何十年も病院に入院している患者もいます。そのような患者は医療的なニーズというよりも地域での受け皿がないため長期間入院している、いわゆる社会的入院の患者です。彼らは帰る場所がないためずっと病院で暮らし、最後は病院で亡くなっていくことも少なくありません。そのように何十年も入院している患者のなかには、会話が通じにくかったり、人格が荒廃しかけたりしているような人もいました。

また、感情表現が乏しくなったり、意欲が低下したりする陰性症状が強い患者のなかには、一日中布団の中に潜っていて微動だにしない人もいました。一方で急性期の症状が激しい人には、医師や看護師が数人掛かりで取り押さえなければならないほどに暴れたり、保護室の中でずっと大声を上げたりしている人もいました。

看護学生時代に実習で精神科を見学しましたが、やはり学生時代の実習とはまったく違います。実習生がつくことができる患者は症状が落ち着いていて会話が成立する人がほとんどなので、大暴れして入院する患者など見たこともなく、精神科病棟は初めて知る世界ばかりでした。

患者背景やそれぞれの半生も実に多様でした。精神疾患を患うまでに歩んできた人生には、宗教が絡んでいたり虐待問題が関係していたり、患者によってさまざまな背景をもっていることも知りました。

時に暴力的だったり会話が成立しにくかったりする患者をケアすることに対して、恐怖がゼロだったわけではありません。最初の頃は私自身、心身に強い疲労感をもちました。しかし大暴れした患者が治療によって落ち着きを取り戻し、別人のように穏やかな顔をして退院していく様子なども見ていくうちに、私は精神科看護にどんどん興味をもつようになっていったのです。

第2章

夜勤回数月12回超、過酷な病棟勤務、うつの発症――自らが患者となって理解したケアされる側の本音

メンタルへの負担が大きい女性の閉鎖病棟

精神科病棟には、病棟の出入りが自由にできる構造の開放病棟と、病院のスタッフが鍵を開けない限り患者は自由に出入りができない構造の閉鎖病棟があります。入職後、私が配属されたのは女性の閉鎖病棟でした。男性閉鎖病棟と女性閉鎖病棟、男性開放病棟、女性開放病棟とあるなかで、女性の閉鎖病棟は私にとって大変な病棟でした。

今は閉鎖病棟といっても急性期と慢性期で分かれていることが多いのですが、当時はそのような細かい区分けはありませんでした。そのため、慢性期で本当に穏やかな患者と、急性期で無理矢理連れて来られて大暴れしているような両極端の患者が同じ病棟で治療を受けていました。慢性期の患者には癒やされる部分もある一方で、大声を出して暴れている急性期の患者には恐怖を感じるなど、私自身のメンタルが非常に疲れる病棟でもあったのです。

閉鎖病棟に対して開放病棟というのは、ある程度自分の病気を理解していて自分の意思で入院してくる人などが主な対象です。仮に外に出ても自傷や他害などの問題行動がないと判断された人たちが、開放病棟に入院します。例えば普段は自宅で生活しているけれど、休養するために一時的に入院していたり、急性期を乗り越えて症状が落ち着いてきたため、退院後に備えて慢性期の開放病棟で生活リズムを整える目的で入院していたりします。

ケアする看護師側からすると、慢性期の開放病棟は天国のような場所です。四六時中注意を怠ることができない急性期の閉鎖病棟とは異なり、開放病棟の患者は自由に外出し、外でたばこを吸っていたり散歩をしていたり、外泊したりする人もいるため絶えず看護師が注視する必要はありません。また暴れることもないため、ベッドサイドで処置をすることもずっと少ないのです。そのため年配の看護師の多くは慢性期の開放病棟への配属を希望し、若手は閉鎖病棟に配属されることが一般的でした。

精神科病棟は年配の看護師が働く場所だった

勤務する病院には50～60歳代の定年間際の看護師が多くいました。当時、精神科というのは看護師になってすぐに働くような診療科とは思われていませんでした。ほかの診療科をひととおり回って、最後の10年ほどを過ごす診療科として、年配の看護師が多く働いていたのです。

今は精神科看護の専門性が確立されていますが、当時はまだあまり精神科看護が確立されていませんでした。精神科看護にやりがいを感じたり、看護人生を捧げたりする人もあまりいなかったように思います。看護師としてのやりがいやキャリアは外科や内科などの診療科で積んでいき、若い頃にそうした診療科で頑張ってきた人たちが年を重ね、最後の10年前後をのんびり働く職場として精神科がとらえられているムードがありました。

私自身は新卒に近い形で20代から精神科に入ったため、当時は周囲からとても珍しがられました。若いときはもっとほかの診療科で経験を積んだほうがいいと本気で心配してくれる先輩看護師もいて、実際に私自身も精神科以外で経験を積むために、脳神経外科でアルバイトなどをした時期もあったほどです。

周囲は母親世代の看護師ばかりだったので、とても丁寧にいろいろなことを教えてもらえたのは幸運でした。今のように病棟に入ったらプリセプター（先輩看護師）がついてオリエンテーションが組まれており、ＯＪＴで段階を踏んで学んでいくなどの体系的な教育制度はほとんどなかった時代です。そのため気に掛けてくれている先輩看護師からその都度必要なことを教えてもらい、徐々に精神科看護のことを学んでいきました。

年の離れた看護師が多かったので、人間関係でのストレスもほとんどありませんでした。上下関係が非常に厳しかった前の職場と比べて、新しい職場では常に居心地の良さを感じていました。

なお、当時と異なり今の看護師は学生時代から精神科看護についてもしっかり学んでいるため、最初から精神科を志す看護師も増えてきました。精神科看護の専門性を高めるためには、こうしたことはとてもいい傾向だと歓迎しています。

精神科の入院には3つの種類がある

私が配属された閉鎖病棟は医療保護入院や措置入院を受け入れる病棟でした。精神科の入院には大きく分けて任意入院、医療保護入院、措置入院の3つの種類があります。このうち任意入院は本人が入院の必要性を理解して、自分で選んで入院するものです。これに対して本人の意思によらない入院が医療保護入院と措置入院です。

医療保護入院とは、医療や保護のために入院する必要があると判断されて、患者本人に代わって家族などが入院に同意する場合、精神保健指定医が診察して入院が決まります。家族と連絡が取れない場合は、代わりに市町村長の同意が必要です。

一方措置入院というのは、二人以上の精神保健指定医が診察して、自分を傷つけたり他人に危害を加えたりする恐れがあると判断された人を対象に、都道府県知事の権限によって行われる入院です。措置入院は精神保健および精神障害者福祉に関する法律第23条に基づく通報、通称23条通報によって実施されます。第23条とは、警察官が精神障害のために自分を傷つけたり他人に危害を及ぼしたりする恐れがあると考えられる人を発見した場合は、直ちに最寄りの保健所長を経て都道府県知事に通報しなければならないという法律です。そのため措置入院では必ず警察が絡むことになります。

ドラマのように簀巻《す》きにされて担ぎ込まれる患者たち

医療保護入院や措置入院の患者は、基本的に閉鎖病棟に入院します。23条通報によって措置入院となった場合は、まるで映画かドラマのように本当に布団や毛布に簀巻きにされた患者が警察官に抱えられて担ぎ込まれてくることがあります。

簀巻きにされながらも患者は暴れて騒いでいるので、一般の外来でゆっくりと入院手続きなどはできません。そのため外来で警察から簀巻きの状態で引き渡しを受けると、一瞬で必要書類のやりとりを済ませます。書類のやりとりを終えると病棟の入り口で待機していた男性看護師たちがやってきて、あっという間に患者を病棟へ連れて行きます。そして患者はすぐ閉鎖病棟の保護室に入るのです。

混乱状態で入院してきた患者は、本人も疲れ切っていることが多いので、まずは注射などで鎮静を掛けて落ち着いてもらいます。このような状態のときは薬を口から飲ませることはほぼ不可能ですから、取り押さえて注射をするのがいちばんです。

ひどい混乱状態に陥っている患者はそれまでほとんど寝ていないことも多く、下手をすれば1週間単位で寝ていないということもあります。そのためまずは薬の力を借りてしっかり休んでもらうと、目覚めたときに少し落ち着きを取り戻していたり疲れが取れていたりするからです。

宇宙、隕石、天皇陛下……現実離れした妄想の数々

興奮状態にある患者はさまざまなことを言います。なかには現実とは思えないようなことを口走る患者も少なくありません。例えば明後日には宇宙から隕石が落ちてくるから、もう地球は終わりだと叫んでいたり、自分自身が有名なアイドルだと本気で信じていたり、あるいは天皇陛下などになりきっている患者もいたりします。どれも現実離れした話であることに変わりはありませんが、妄想内容は実にさまざまなのです。

そうした状態にある患者に対しては、通常の会話による意思疎通はまず成り立ちません。今自分がいる場所が、病院だということも理解してもらうのは困難です。そのため正論で説得しようとはせず、すばやく保護室に入れて休息を取ってもらうことが重要です。

私たちが手に負えないと判断した患者に対しては、電気ショック療法（Electric Shock Treatment：ES）や電気けいれん療法（Electroconvulsive Therapy：ECT）などが実施されることもありました。電気ショック療法は古くから精神科で用いられてきた治療法の一つです。電気で頭部を刺激して、精神疾患によって障害を受けた脳の機能を回復させるための治療です。私のいた病院では1クール5回を標準として実施していましたが、この治療

を行うと興奮状態が徐々に落ち着いていきます。

それまで大声で叫んで暴れていた患者も、電気ショック療法を受けると暴れていたことを忘れてここはどこか、どうして自分はここにいるのかなどと人が変わったように穏やかな口調で話すこともありました。

電気ショック療法などはとても有効な治療法ですが、今は倫理的な観点や人権上の問題から批判もあります。また、効き目の強い薬の使用や四肢拘束、保護室の利用などについても当時よりかなり厳しく制限されています。強い薬や拘束、電気ショック療法などの使用が制限されるなかで、今は当時よりも患者を鎮静させるのが大変になっているといえます。

精神科病棟は衝撃エピソードの連続

慢性期の穏やかな患者から急性期の激しい患者まで受け入れる閉鎖病棟でのケアは、毎日とてもハードでした。やはり閉鎖病棟というのは外に出たら問題行動を起こすリスクがある人を対象としているので、その分ケアのハードルは上がります。ここでいう問題行動とは、自分を傷つけたり他人に暴力を振るったりするリスクなどです。

閉鎖病棟には病識がない人も多くいます。そうした人は外に出るとどんどん症状が悪化してしまうリスクがあるため、どうしても自由には外出できない環境のなかで、しっかり治療をすることが必要になります。

先輩看護師から聞く患者のエピソードも信じられないようなものばかりでした。例えばある女性患者は、面会のときにいつも母親とお兄さんが来ていました。先輩看護師たちが言うには母親とお兄さんは近親相姦の関係にあって、そのような複雑な家族背景から女性は発病したということでした。それを聞いたときはまさか近親相姦が現実に起きているとは思わず、非常にショックを受けました。

あるいは知的障害をもっている患者に関する、驚くようなエピソードもありました。知的障害をもつ女性患者はとても純粋なため、すぐに誰かにだまされてしまいます。そのため外出時に見ず知らずの人から缶ジュース1本で性的関係を求められて、それを受け入れてしまうということもありました。こういった患者の場合はよほど気をつけて誰かがついていないと、外出時に性的な関係をもって妊娠して帰ってくるということもあるのです。

このほかにも子ども時代にカエルや蛇、猫などの生き物をたくさん殺してきたという、非常に残虐性の高い性格をもつ患者もいました。あるいは事件になるような虐待を受けて、かろうじて生き延びてきた患者もいました。

このように精神科病棟では、一般的な社会ではとても信じられないようなエピソードに溢れ、入職してすぐの頃は、こうした話を聞くたびにひどくショックを受けたものです。しかし長く勤めるにつれて、そのような話を聞いてもあまり動揺しなくなっていきました。

患者のケアに恐怖を感じることも

閉鎖病棟ではまさに妹から聞いていたように、患者から罵られたり殴り掛かられたり、後ろから跳び蹴りをくらったりなど、患者をケアするなかで恐怖を感じることもしばしばありました。最初の頃は、本当に自分自身のメンタルを保つことで精一杯だったのも事実です。

若い看護師は妄想の対象になったり、なめられたりすることもありました。私が跳び蹴りをくらったのも、病棟でいちばん若かったためターゲットになったのかもしれません。

あるとき突然後ろから跳び蹴りされたので、若かった私は思わずカッとなって患者を追い掛けました。すると患者はまるで被害者のように叫んで、医師のもとに助けを求めに駆け込むということもありました。

また看護師の年齢が若いというだけで患者との関わりが難しい場合もあります。私の2歳上の先輩が妊娠したときのことでした。その先輩はとても仕事に熱心だったので、産休に入るギリギリまで働きたいと言って病棟で頑張っていました。ところがある患者にあの看護師は自分の恋人の子どもを妊娠したと妄想を抱かれてしまい、その妄想や敵意をどうやっても和らげることができずに、万が一の危険を考えてその先輩は別の病棟へ移動することになってしまいました。

精神疾患をもつ患者はその日によって状態が大きく変わるため、初めの頃は振り回されることもありました。例えばある患者はとてもかわいらしいおばあさんで、私にとって本当に癒やしになる存在でした。普段はニコニコしてとても穏やかで看護師に対しても礼儀正しいのですが、やはり病気をもっているので時には考えられないような振る舞いをすることがあるのです。

あるとき私がかがんで彼女のオムツ交換をしていると、突然頭を上からガツンと殴られたことがありました。あまりに突然のことでなにが起こったのか分からずに、痛みに耐えてクラクラしながら見上げると彼女が怒鳴りながら、鬼のような形相で私を見下ろしていたのです。私は彼女が病気のせいで豹変してしまったのだと頭では理解していましたが、あまりの変貌ぶりに初めの頃はこうした状況の変化についていくことができませんでした。

保護室に入るとなぜか裸になる女性患者

その高齢患者に限ったことではありませんが、慢性期の患者も急性期の患者も女性のほうが症状の変化や現れ方が激しかったように思います。男性の場合は殴ったり蹴ったりするなど、比較的分かりやすい暴力の形で症状が現れます。そのため殴られたり蹴られたりすることだけ気をつけていればいいという意味で、対処しやすいともいえます。これに対して女性の場合はわめいたり引っ掻いたり、噛みついたり、髪の毛を引っ張ったりなどどちらかといえば陰湿な攻撃をしてくるので、防ぎきれずに怪我をさせられることもありました。

同じ保護室に入る患者でも、女性患者は看護師に攻撃性が向かってくる人が多い印象でした。保護室に入る患者は怒鳴ったり大声を上げる人が多いのですが、女性患者の場合はそれだけではなく看護師を引っ掻こうとしたり髪の毛をむしり取ろうとしたり、とても凶暴になる印象を受けました。

閉鎖病棟では実際に、看護師が攻撃されるケースを何度も目撃しました。ある先輩看護師は髪の毛をごっそりと引き抜かれてしまいましたし、別の先輩は保護室のすき間から手を入れた瞬間にガッと引っ掻かれて血を流していました。

女性患者は、保護室に入るとなぜだかすぐに裸になる人が多いという特徴もありました。私が見てきたなかで男性患者にはあまりそういう傾向は見られなかったものの、女性患者には一定の割合で服を脱いで裸になってしまう人がいました。さらに裸になって、保護室を便まみれにする人もいます。いったいどうすればそのようなことができるか分からないのですが、保護室に入った女性患者で朝になると全裸で保護室の天井まで便がまき散らされているということが一度や二度ではありませんでした。

そのため夜勤で保護室の担当になると、朝はまず便の掃除から始めなければならないことも珍しくありませんでした。こうした経験からも女性患者の保護室のほうが大変だったという印象が残っています。

病棟で働く間は飛びかかられてあざができたり引っ掻かれて傷ができたり、髪の毛を引っ張られて抜けてしまうというリスクもあるなかで仕事をしていました。そのため看護師は、自分自身のメンタルを保つことを常に意識する必要がありました。

精神科の看護師は特に、仲間同士で話を聞いてもらったり共感してもらったりしてメンタルを保つことが大切になります。私も患者から暴力を振るわれたりひどいことを言われたりしたときは、先輩の看護師に話を聞いてもらって慰めてもらったことが力になりました。しかし心を病んで病棟を去って行く看護師も、決して少なくはありませんでした。あるいは退職をしなくてもうつになってしまったり、メンタルを保つために薬が必要になったりする人もいました。それほど女性閉鎖病棟というのは看護師にとって大変な場所だったのです。

陽性症状と陰性症状がある統合失調症

閉鎖病棟には統合失調症の患者も多く入院していました。統合失調症とは、脳のさまざまな働きをまとめられなくなり、考えや気持ちがまとまらない精神状態が続く病気です。幻覚や妄想などが起こり、本当は言われていないのに悪口を言われたと思い込んだり独り言が増えたりします。

統合失調症の患者には陽性症状と陰性症状があります。陽性症状は幻覚が見えたり幻聴が聞こえたり、ありもしない妄想を信じ込んだりなど、現実にはあるはずがないものが現れる状態です。現実にはなにも起きていないのにいじめを受けたと思い込んだり、誰かに監視されていると思い込んだりする人もいます。妄想や幻覚は非常にはっきりと見えたり聞こえたりすることもあるので、病気のせいだと気づくことが難しくなります。

これに対して陰性症状は、活動性が低下して感情が現れなくなったり、意欲が低下したりする状態です。身なりにまったく構わなくなったり入浴しなくなったりするほか、引きこもり状態になるなど健康なときにはできていたことが失われていきます。

統合失調症でも慢性期で陰性症状が強い人だと、さまざまな意欲が低下して自宅では生活が成り立たなくなって入院が必要になることがあります。こうした患者の場合、24時間ひたすらベッドに横になっているだけで、ひどい場合は褥瘡《じょくそう》ができるレベルまで身動き一つしないこともあります。

褥瘡《じょくそう》というのは体の一部が体重で圧迫されて血流が悪くなり、皮膚がただれることです。寝たきりの高齢者などに起こるもので、若い人に褥瘡《じょくそう》ができることなど普通はほとんど考えられません。しかし陰性症状が強いケースでは、若くても褥瘡《じょくそう》が心配されるほど動かなくなってしまう人もいるのです。

10年間入浴せず髪の毛がコンクリートのようになった患者

私が経験した陰性症状が強い患者で、入院するまで自宅で長い間、引きこもっていて、約10年間一度も入浴していない患者がいました。入院してから入浴させて髪の毛を洗おうとしたのですが、髪の毛がまるでコンクリートのように固まってしまっていてまったく洗うことができませんでした。

おそらく頭皮の脂などがこびりついて固まり、それが少しずつ積み重なってコンクリートのようになってしまったのだと思います。伸びきってカチカチになった髪の毛を切ろうと思いましたが、とてもハサミが入りません。最終的にはノコギリのような強い刃を使って少しずつ髪の毛を切り取り、頭をぬらしてふやかしてまた少し髪の毛を切るということを何度も繰り返して、なんとか髪をカットすることができました。

ほかにも宗教が絡んでいるケースも多く見られました。精神疾患をもつ患者は宗教に勧誘されやすい傾向があるほか、病気に悩んだ結果、親が入信してしまうケースもあります。宗教の教義によっては治療が難しくなるケースもありました。例えば輸血を拒否する宗教などが知られていますが、輸血ではなくて投薬を拒否する患者が入院してきたケースもありました。

あるとき入院してきた患者の家族はお酒で病気を治すという宗教の教義に従っていて、治療に薬を使わないように要求してきたのです。しかし精神科の治療というのは大半が薬物治療です。投薬を拒否されたら有効な治療を行うことは不可能です。結局、その患者は早々に退院となりましたが、最後まで家族と何度ももめました。

治療によって別人のように穏やかになって退院する患者も

攻撃的な患者や看護師に対して敵意をむき出しにする患者などをケアし続けることは、簡単ではありません。特に最初の頃は強い恐怖を感じたり、自分自身もひどく気持ちが落ち込んで帰ったりする日もありました。夜寝るときに、翌朝出勤するのが恐ろしく感じることもありました。翌日が保護室担当の日であったりすれば、それだけで気が重くて仕方なく、朝身支度するのも憂鬱でした。

しかしそれでも私が精神科の看護師を辞めなかったのは、入院治療によって患者が平常に戻り、安定して退院していく様子を何度も目の当たりにしたからです。入院時に暴れたり看護師に罵声を浴びせたり、とてもあり得ないような妄想を口走っている人が、入院して薬物療法や電気療法、作業療法などさまざまな治療を受けて、退院時には別人のように穏やかになる様子を何人も見てきました。

入院したときは保護室で叫んでいて、今にも看護師に殴りかからんばかりに暴れていた人が、家族とともにありがとうと感謝の言葉とともに退院していくのです。このように治療によって本来の姿に戻っていく患者を何人も見ていくと、目の前の暴力的な行動や正気とは思えないような暴言は、すべて病気のせいなのだということが納得できるようになります。するとどれほど嫌なことを言われたり、暴力的な態度を取られたりしても、それを単なる恐怖とは感じにくくなっていくのです。

さまざまな問題行動が病気のせいだと自分自身で理解できると、患者に対するネガティブな感情も和らいでいきます。病気に対する知識や理解が深まると、不快な態度を取る患者に対して嫌悪感をもつよりも、どうすればこの患者を治療してあげられるかというほうに気持ちが向くようになっていくのです。

また病気に対する理解が深まると、患者に対しては恐怖よりも看護師としての興味や好奇心をもつようにもなっていきました。多様な症状に対しても興味深い思いで観察するようになったり、どのような経過をたどって今の状態になったのか背景や経歴にも興味をもったりするようになりました。自分自身のなかで変化が起こってくるにつれて、私はどんどん精神科看護という世界に没頭していったのです。

中学生の統合失調症患者との出会い

このように精神科看護に面白さややりがいを感じるようになっていたある日のことでした。一人の患者が保護室に入院してきました。その患者は統合失調症で、現実にはあり得ない妄想を絶えず口走っていました。驚いたのはその患者がまだ中学生で、しかも私の出身中学の生徒だったことです。

それまで私が出会った患者はどれほど若くても20歳代くらいで、大半が30代〜60代でした。そのためまだ10代前半の若さで陽性症状の激しい患者を見て、強い衝撃を受けました。

今でこそ発達障害などで若い年齢の患者が入院することは珍しくありませんが、当時はまだ10代前半の患者が入院するのはとても珍しいことでした。そのような若い年齢の患者が宇宙規模や世界規模のあり得ないような妄想を絶えずブツブツとつぶやきながら、ひどい陽性症状で保護室に入れられたのです。周囲に暴力を振るったり暴れたりするタイプの症状ではありませんでしたが、あまりに妄想がひどく、学校生活を送れるような状態ではありませんでした。

患者は24時間見守っていないと、自分自身をひどく傷つけてしまうリスクもありました。そのため妄想がある程度治まるまでは、保護室でしっかり薬を飲んでもらうことが必要でした。

その患者はしばらく保護室で過ごしたあとに、症状が落ち着いたことを確認してから大部屋へ移動し、やがて退院していきました。若い患者はあまり長く入院はさせないことが多いので、それほど長期の入院ではなかったと記憶しています。また両親がきちんと投薬管理をしていたようで、退院後に再入院してくることはありませんでした。

しかし統合失調症は治療によって症状が落ち着いても、基本的に一生付き合っていかなければならない病気です。患者は退院後も服薬を継続していないと、普通の生活を送ることが難しい場合が大半です。まだ10代前半の若さで重度の統合失調症を発症した患者が、その後の人生で困難を抱えることは想像に難くありません。若い患者の場合、自分が原因で病気になったのではない可能性も高いとも考えられます。私はなぜこの若さで発症してしまったのか、このあといったいどうなるのか、その患者のことがその後も頭から離れませんでした。

児童心理学に興味をもち通信制の大学に入学

当時、私は成人患者にばかり接していたので、思春期の患者の心理がまったく分からなかったこともあり、中学生の統合失調症患者との出会いで児童心理学に強い興味をもつようになり、通信制の大学で心理学を学ぶことを決めました。基礎から学び、臨床心理士やカウンセラーになりたいという目標をもったほどです。臨床心理士には大学院卒の資格が必要でしたが、私は大学を中退していたので、まずは通信制の大学を卒業して資格を取得しようと考えました。

しかし通信制の大学とはいっても、講義のスピードや課題の提出などは全日型の学生とまったく変わりません。大学にもよると思いますが、私が入学した通信制の大学は受講方法こそオンラインですが、すべての講義を全日型の学生と同じように受ける必要がありました。そして、さまざまな課題やレポートの提出も全日型の学生とまったく同じでした。看護師として働きながら、これらの授業やレポート提出をこなすのは簡単ではありませんでした。

同時にその頃は、数少ない若手看護師として私に任される業務量はどんどん増えていく時期でもありました。年配看護師が多かったこともあり、家庭をもつ看護師などはできれば夜勤は最低限にしたいというスタンスでした。そうなると体力もあって、かつ頼みやすい若手の看護師に夜勤の依頼が集中します。

基本的には師長は皆が同じように、夜勤回数は月平均6〜8回になるようにスケジュールを組んでいます。しかし結局あとからベテラン看護師に夜勤の交代を頼まれて、当時はイエスマンだった私はそのような依頼を次々に受けてしまっていました。そして、気づけば月に12回を超える夜勤をこなすことも珍しくない状況に陥ってしまったのです。

リーダー業務もベテラン看護師が避けたがる業務の一つです。リーダーは病棟業務の仕切り役として仕事を割り振ったり他職種との橋渡し役を担ったりします。医師について診察の手伝いをしたり入院を受け入れたり、朝夕の申し送りをしたりするのもリーダーの役割です。リーダーはさまざまな調整役を担うため、その分責任が重くなることが一般的です。ベテラン看護師は責任の重いリーダー業務を避ける傾向があり、その結果必然的に若手である私に回ってきました。

私は日頃とてもお世話になっている先輩たちからの頼みならば、できるだけ要望に応えたいと思っていました。そのためなにかを頼まれれば断ることはほとんどなく、すべての依頼を引き受けていました。夜勤依頼もリーダー業務の依頼も断れずにイエスマンであり続け、雪だるま式に業務量が増えてしまったのです。この頃の私はたび重なる夜勤に加えて毎日のようにリーダー業務を任されて、さらには看護研究などの研究関連も頼まれればすべて引き受けていました。

病棟業務が増える一方なのに対して、学業も手を抜くことができませんでした。オンライン授業はコツコツ受講していかないとあっという間についていけなくなってしまいますし、レポートも全日型の学生と同じ量をこなさなければならないからです。夜勤中は時間があれば勉強ができましたが、講義自体は自宅でしか受講することができません。そのため夜勤明けで帰ってきたら、本当ならば疲れ切って泥のように眠るはずが疲れた体に鞭を打ってパソコンを開き、そのままパソコンでオンライン講義を受けていました。さらに講義を受けたらそれで終わりではなく、すぐにレポートを書いて提出もしなければなりません。

夜勤と勉強を両立できず、睡眠薬に頼るように

夜勤を含む病棟業務をこなしながら勉強もするためには到底時間が足りず、削れるのは睡眠時間だけでした。睡眠時間を限界まで削ってなんとか病棟業務と勉強を両立しようとするうちに、次第にどれほど体が疲れていても眠れなくなっていきました。もともと夜勤があるため睡眠リズムが崩れがちで、睡眠薬を服用することがあったのですが、その量がどんどん増えていったのです。それまでは眠りにくいときに飲むくらいだったのが、睡眠薬を飲むのが当たり前になって、いつしか睡眠薬がなくては眠れなくなっていきました。

この頃には睡眠も食事もリズムがめちゃくちゃになっていました。勉強の負担やストレスも大きく、日勤の昼休みにも常に勉強をしたり、レポートや課題のことばかり考えたりするようになりました。病棟にいるときは表面上普通に振る舞っていて通常業務をこなしていたのですが、一歩病棟を離れると不安や焦燥感にかられていても立ってもいられなくなりました。

夜勤に入る前には仮眠を取るのですが、どれほど体が疲れていても目がギンギンにさえてしまって眠ることができません。しかし、もしも仮眠を取らずに夜勤に入ってしまうと

とても体がもたないため、睡眠薬を飲んで無理矢理眠るような日々でした。

夜勤の日は夕方から眠って夜の10時頃に起きて仕事に向かいますが、睡眠薬が完全に体から抜けきる前に起きだして出勤するため、ドキッとするような危険なことが何度もありました。

事故を起こしたのに記憶がない恐怖

当時の私の危険な状態を物語るエピソードがあります。あるとき、夜勤に向かうためいつものように夜になってから起きだして、車で病院へ行きました。そして夜勤が明けて帰路につくために駐車場の自分の車まで行ったら、車の前方に大きな擦り傷とへこみができていたのです。これを見て私は驚きました。いつこのような大きな傷がついたのか、まったく記憶がなかったからです。

さらに驚いたのは自宅のアパートに帰り着いたときでした。昨日まではなにもなかったはずのアパートの壁に、明らかに車がぶつかったり擦ったりしたような大きな傷があったからです。壁の様子を見る限りでは、私はかなり激しく壁にぶつかっているようでした。おそらく車に乗っている自分にも衝撃があったはずなのに、まったくそのような記憶はありません。これには心底ゾッとしました。

あるいは別のときは、財布をなくして困ったことがありました。いくら鞄を探しても財布が入っていないため、てっきりどこかで落としてしまったのだと諦めていました。ところが1日経ってから車に乗ろうとしたときに、車体の上に財布が乗っていることに気づいたのです。どうやら私は車に乗るときに、なぜか財布だけをポンと車の屋根に乗せてそのまま出勤してしまったようでした。

薬の副作用による記憶力の低下もありました。ベンゾジアゼピン系の睡眠薬には健忘症状の副作用がありますが、私もこうした薬を服用していました。そのため記憶力の低下が激しく、20代だったにもかかわらず、同僚や患者の名前が出てこないことが一度や二度ではありませんでした。

恋人と同僚によって精神科に強制入院

このような状態が続き、自分でもどこかマズいなという意識が片隅にはあったものの、状況を改善することはできずに症状は悪化の一途をたどっていきました。この頃になると仕事が終わると毎日のように疲れた、死にたいと考えるようになりました。

眠れないつらさというのは本当に耐えがたいものでした。寝ようと思って布団に入るのですが、頭の中にさまざまな思考が生まれてきて神経が高ぶり、どうしても眠ることができません。このときは普段患者から聞いている、眠れないつらさをわが身のこととして実感できました。患者からは夜寝ようとするほど頭の中にさまざまな思考が散乱し、かえってイライラしてしまうという話をよく聞きましたが、まさに私自身の状態がそうだったからです。どれほど疲れていても眠れないというのは、まさに地獄のような苦しみでした。

今、正常な状態の自分から見ると、正しい睡眠薬の使い方ではなかったことがよく分かります。しかしその渦中にいるときは、どれほど薬を飲もうともそれに対する罪悪感などはいっさいありませんでした。それよりも遥かに薬を飲む安心感、あるいは飲まないことに対する不安感のほうが大きかったからです。この頃すでに、私は睡眠薬の依存症になっていたのだと思います。

当時は休みの日になると朝から自宅に引きこもり、布団をかぶって死にたい、消えたいとばかりつぶやいていました。今思えば明らかにうつ病を発症していたのですが、自分ではもう病気であることに気づくことすらできませんでした。頭の中はただただ疲れた、死にたい、消えてなくなりたいといったことばかりが占めるようになっていったのです。

自分自身が患者になって初めて分かったことですが、精神疾患を発症した状態と健康の境目というのは本当にあいまいで、自分でもいつからうつ病になったのかというのははっきりと分かりませんでした。ただ、気づいたときにはすでに、自分自身ではどうすることもできないほどうつ病が悪化してしまっていたのでした。

最終的にあまりに異常な様子を心配した当時の恋人が私の同僚に相談し、同僚や病棟の医師はすぐに入院が必要だと判断したようです。結果として私の知らない間に入院の計画が組まれていて、気づけば見ず知らずの病院の保護室に入っていたのでした。

このとき、同僚によって強制入院の措置が取られたことは本当に幸運でした。なぜなら精神疾患は対応を間違えると一生、病人として過ごさなければならないこともあるからです。私も一歩間違えれば、今でも病人として過ごしていたかもしれません。そう考えると適切な対応を取ってくれた当時の恋人や病院の仲間には感謝の気持ちしかありません。

目が覚めたらそこは保護室だった

強制入院させられた当時のことは、あまりよく覚えていません。うつ病になってから入院させられるまでの頃の記憶が本当にあいまいだからです。覚えているのはふと目が覚めたら見たこともない部屋に一人で寝かされていたことです。おそらく睡眠薬がまだ効いている間に、誰かが私をこの場所へ運び込んだのだと思います。しかし自分ではいつから、どうやって、なぜ自分がここにいるのかまったく分かりませんでした。

運び込まれた部屋は木目のある壁に囲まれた明るい6畳ほどの部屋でした。外から日差しも入っていたことを覚えています。しかしよく見ると、普通の部屋ではないことがすぐに分かりました。なぜなら窓もドアも決して開きませんし、どちらにも鉄格子がはまっていたからです。周囲を見渡すと、隅のほうに申し訳程度に目隠しがついたトイレが見えます。それ以外はほとんどなにもなくがらんどうです。

しばらくして看護師がやってきて、ここが精神科病院の保護室だと私に教えてくれました。私が勤務する病院ではなく、勤務する病院の医師の知り合いの病院へ入院しているということでした。おそらく自分が働く病院に患者として入院するのはプライドもあるし難しいだろうということで、医師や同僚の看護師が配慮してくれたのだと思います。

しかし私はそのとき、同僚の気遣いに感謝するような余裕はなく、ただただ保護室に強制入院させられたことがショックで仕方がありませんでした。精神科看護師として将来を期待されながら日々、仕事に励んでいたはずなのに、なぜ自分が患者になってしまったのか、精神科のことならプロフェッショナルとして知識も経験もあったはずなのに、どうして自分の病気には気づくことができなかったのか――、こうした思いが頭の中を駆け巡って、しばらくはショック状態から抜け出すことができませんでした。

しかし保護室で適切な薬物治療と休息を取るうちに、次第に心も穏やかになっていきました。ある意味で開き直ってしまったのかもしれません。どうせ入院しているのだから、しっかり休息を取ろうという気持ちになって、1日中ストレッチをしたりそれまでの自分の人生を振り返ったりして過ごすようになりました。

生まれて初めてケアされる立場を経験

数日間、保護室で過ごしてからは大部屋に移り、そこで私は初めてケアされる側の立場を経験しました。そのなかで気づいたことは、患者同士の触れ合いや看護師との対話などが想像以上に大きな励みになるということです。

精神科病棟での入院生活は、手術や特別な検査をしないのでとにかく時間をもて余してしまいます。また、入院しているのは閉鎖病棟ですから自由に散歩をすることもできず、できることといえば周囲の患者とおしゃべりするか本を読むことぐらいでした。

急性期で自分に病識がない患者には、他人とおしゃべりをすることが難しい人もいますが、慢性期で落ち着いている患者とはコミュニケーションを取ることができました。また、患者同士は思ったよりも互いにコミュニケーションを取って、なにげないことや病気に関する不安について互いに話し合っているようでした。患者同士で病気に対する不安などを共有し合うことは、私にとって心が和む時間でもあり、いろいろと考えさせられる時間でもありました。

看護師に話を聞いてもらうことも大きな励みになりました。特にベテラン看護師は話を聞くのが上手で、私はしばしば自分よりも年上の看護師に話を聞いてもらっては癒やしてもらっていました。ベテラン看護師には病気に対する不安と同時に、自分はもう一度看護師として仕事に戻れるのか、戻ったあとはどうすればいいのかなど、仕事に関する不安もよくぶつけていたと思います。看護師からは復帰後にどうすべきかなどいろいろアドバイスをもらいましたが、なによりもありがたいと思ったのは私の気持ちを受け止めてもらえたことです。自分自身が患者になってみて、このように単に話を聞いてもらうことや受け入れてもらうことが、非常に大きな救いになることを知ることができました。

患者同士のコミュニケーションを経験したり、看護師に話を聞いてもらったりしただけではなく、自分自身が患者として保護室で過ごすことができた経験は、このあとに私が看護師として仕事に復帰したときに貴重な体験となりました。保護室は一般的に患者が自分自身を傷つけてしまわないように、余計なものがいっさい置かれていません。布団なども患者の状態によってはちぎって喉に詰めようとしたり、首をくくろうとしたりすることがあるため、置かれていないこともあるほどです。

なにもないがらんどうの中に、あるのはトイレだけということも珍しくありません。しかもそのトイレというのも外から見ようと思えばすぐに見られる場所にあり、個人のプライバシーなどほとんど守られていないのです。

そのような日常とはかけ離れた場所である保護室に入ることはとてもつらいことです。私は自分自身が保護室入院を経験することで、看護師として患者のつらさがよりいっそう理解できるようになりました。また自分自身がうつ病を経験したことで、無理し過ぎるリスクや頑張り過ぎるリスクについて身をもって経験できました。さらに私が強制入院したことで親にも大きな迷惑を掛けることになってしまったため、患者家族のやりきれない思いや苦労についても理解することができるようになったのです。

このように病気によって強制入院したことは私にとって間違いなくつらい経験ではありましたが、看護師としては一回り大きく成長するチャンスともなりました。これまで以上に患者のつらさや苦しさを理解できるようになったからです。

人生の指針になった主治医の言葉

もう一つ入院によって得られたものがありました。それは主治医からの言葉です。当時ひたすらにイエスマンで、キャパシティを超えた仕事や勉強をし続けて発病した私に対して主治医は、「自分が思っているほど多くのことをする能力はない」とバッサリ言い放ったのです。

主治医は私に、自分で思っているほどのキャパシティが自分にはないこと、そして自分は弱い人間であることを知るように言いました。さらになんでもイエスと言ってはいけない、自分のキャパシティの80％の力でやりなさい、などこれまで私が一度も言われたことがないようなアドバイスを次々にくれたのです。

それまで私は両親や学校の先生からやればできるのだから精一杯努力をしなさいと言われてきました。しかし主治医は、あなたは弱い人間だから頑張り過ぎなくていいと言ってくれたのです。これは私にとって人生に対する価値観が１８０度変わるほどの重たい言葉でした。

このとき以降、医師からのアドバイスは私の人生を貫く指針の一つになっています。そのあと、自分自身で訪問看護ステーションを立ち上げて責任のある立場になってからも、私は自分自身や周囲に１００％の力でなくていい、80％の力でやりなさいと言い続けているのです。

第3章

家族背景や生育歴、生活スタイルまですべてを知ってケアする――
患者に寄り添える訪問看護に精神科看護の理想を見出す

離婚をした矢先に妊娠が発覚

精神科病院を退院後、しばらく自宅で療養してから病棟看護師として復職しました。このときは病院側の配慮などによって、元いた閉鎖病棟ではなく慢性期の開放病棟への配属となりました。開放病棟で最初は短時間パートからやがて常勤へ、そしてしばらく経ってから再び閉鎖病棟へと、段階を踏んで精神科看護師として仕事のカンなどを取り戻していったのです。

復職して2、3年が経過した頃のことです。このとき私はすでに一度離婚を経験していましたが縁があって2回目の結婚をすることになり、結婚をきっかけに長く勤めたその精神科病院は退職しました。

しかしこの結婚も長くは続きませんでした。幼少期に厳しく育てられ、友人をもつこともできなかった私はどうもプライベートで親しい人間関係を築くのが苦手なのかもしれません。2回目の結婚では相手の実家に同居だったこともあり、仕事でも緊張し、家に帰ってからもリラックスできない生活のなかでやがてすれ違いが生じ、ほどなくして私は離婚して一人で家を出ることになったのです。

看護師として自立するだけの経済力はありましたし、自分は他人と生活することは向かないのだと割り切り、これからは一人で生きていこうと思った矢先、妊娠していることが分かったのです。これにはさすがに悩みました。

妊娠が分かったからといって相手と復縁するなど想像もできませんでしたし、かといって一人で産んで育てる自信はありません。親からは強く反対もされました。しかし産婦人科に行き超音波エコーで胎児が動いている画像を見た瞬間に一人でもいいので産もうと一瞬で決心がついたのです。

ひどいつわりで仕事ができず、たちまち生活が困窮

ところがここから予想外のことが起きてしまいました。私はつわりが非常に重い体質だったようで、妊娠初期からひどいつわりに悩まされ続けたのです。室内でも2、3歩も歩けばすぐに吐き気をもよおして、家中に紙コップを置いて吐きながら移動しなければならないほどでした。入浴時もすぐに吐いてしまうので、ビニール袋を片手に髪の毛を洗わなけ

ればならないような状態だったのです。こうしたつわりは結局妊娠20週が過ぎるまで治まることはありませんでした。

つわり自体はやがて治まりますが、困ったのは仕事です。自宅でも数歩ごとに吐き続けるくらいですから、とてもではありませんが仕事ができる状態ではありません。もともとすぐに看護師として仕事を再開するつもりだったので、離婚のときには着の身着のままで家を出てきてしまっています。アパートの契約まではしましたが、家財道具は働き出してから少しずつそろえればいいと思っていたのでほとんどありませんでした。ところが予想に反して仕事ができなくなってしまったので、すぐに生活が困窮してしまったのです。

家具もないアパートの一室で、私は一人でひたすらつわりに耐えていました。最初の頃は布団すらなく硬いフローリングにバスタオルを何枚も重ねて眠るような生活でした。両親は出産に反対していたので協力は期待できず、このときも妹がいろいろと差し入れをしてくれるのが唯一の救いでした。

しかし妹がいくらか差し入れをしてくれただけでは、到底生活は成り立ちません。私はあっという間に経済的にどん底に陥ってしまったのでした。万策尽きて生活保護の相談に行ったこともありました。看護師として働いていたときの蓄えがいくらかあったため受給にはつながりませんでしたが、わずかばかりの貯蓄を使い切ったら最後に頼るのは福祉制度しかないと考えていたからです。

自分自身はつわりで一歩も動くことはできませんが、それでもお腹の中の子どもはどんどん大きくなっていきます。私は自分の生活が苦しいのももちろんつらいのですが、生まれてくる子どものためになにもそろえてやることができないことに強い苦しみを覚えました。

このときは働きたいのに働けないジレンマや、子どもにも苦労をかけるかもしれないという恐怖で地獄の苦しみを味わいました。外に出て幸せそうな他人を見るのがつらくて、ひたすら家に籠もって時間が過ぎるのを待っていたのです。

しかしこのときに味わった経済的などん底の体験も、保護室の入院体験と同様に、そのあとの精神科看護師としての私の人生にはプラスに働いたかもしれません。なぜなら精神科患者は経済的に困窮している人が多く、生活保護を受けながら治療をしている人もたくさんいるからです。

お金がメンタルに影響を及ぼすことを痛感

お金と精神状態は密接に関係しています。健康な人であってもお金に余裕があるときとないときでは、イライラ感やメンタルの安定具合などに違いが出るはずです。これは精神疾患の患者も同じで、むしろ健康な人よりもダイレクトに金銭面の問題がメンタルに影響を及ぼします。

例えばそれまで比較的落ち着いていた人が、急に眠れなくなったり不安になったりイライラし始めるのは月末が多いです。自治体にもよりますが生活保護費の支給日は月初めが多いので、月末になってお金が足りなくなってくると精神的に不安定になる患者は少なくありません。あるいは障害年金であれば原則として偶数月の15日が支給日なので、障害年金で生計を立てている患者の場合は偶数月の前半が最もコンディションが悪いということも予測が立てられます。

このように精神疾患をもつ患者はお金の不安が精神状態と深く関係しているため、患者の状態を深く知るには生活保護などの福祉におけるお金の流れを知ることが重要です。自分自身が生活保護を検討しなければならないほど生活に困窮した経験によって、私はお金の不安が心の不安にダイレクトにつながると身をもって知りました。同時にこのとき生活保護の仕組みなどについて詳しく調べた知識は、訪問看護師として地域の患者と向き合うようになった今でも非常に役立っています。

無事に出産を終えると体の負担はなくなったものの、幼い娘を抱えていよいよ生活が成り立たなくなりました。そこで周囲の助言もあり、実家へ帰ることを決めたのです。医学部を中退して以降、親との関係はうまくいっていませんでした。しかしこのときばかりは生まれたばかりの赤ん坊にひもじい思いをさせるわけにもいかず、親に頭を下げてなんとかサポートしてもらうことになったのです。

両親に連絡を入れると初めは会いたくないとかたくなに拒んでいましたが、そこで引き下がるわけにもいかず、無理矢理娘を連れて実家に行きました。するとやはり孫の顔を見るとなにか思うところがあったのだと思います。両親は私に対しては相変わらず素っ気ない態度を取っていましたが、孫に対してだけは愛情をみせてくれたりサポートをしてくれたりするようになったのでした。

シングルマザーになって精神科訪問看護師として仕事復帰へ

こうしてなんとか娘と一緒に生活を立て直す見通しができた私は、しばらくの間は訪問入浴や近所のクリニックでパートなどをして過ごしました。そして娘が2歳になる頃、本格的に仕事を再開しました。

本格的に復帰するならば、やはり長く過ごした精神科で看護師をしたいというのが私の希望でした。しかし幼い娘のことを考えると夜勤の多い病棟業務は難しいという現状があります。そこでいろいろと検討するなかで見つけたのが、精神疾患に特化した訪問看護ステーションでした。

当時はまだ訪問看護ステーション自体も少しずつ増えてきたという頃で、それほど一般的ではありませんでした。精神疾患患者を地域へ戻そうという動きもまだそれほど活発ではなく、病院と地域をつなぐ精神保健福祉士などもあまりいませんでした。そのため患者が退院するとそれっきりというケースも多く、地域でのサポートが受けられない患者はまたすぐに再入院してくるという負のサイクルがありました。

そのような時代背景のなかで、精神科に特化したステーションというのはかなり珍しい存在だったと思います。私自身も精神科の訪問看護とはどのようなことをするのかまったく分からないままに、ただ精神科看護に関われて、プライベートとも両立できそうだということで精神科の訪問看護ステーションへの入職を決めました。

すでに精神科看護についてはある程度キャリアのあった私は、精神科患者のケアをすることに対して不安はありませんでした。しかし地域に出るのは初めてだったので、果たして地域で精神科患者がどのように過ごしているかに興味津々でした。

とことん患者と向き合える訪問看護の仕事に魅了される

仕事を始めて最初の頃は、先輩看護師に同行して患者宅を訪問しました。そして半月ほど経った頃にはいよいよ独り立ちということで、担当の患者を割り当てられて単独訪問が始まります。最初こそ多少の緊張があったものの精神疾患患者のケアには慣れていたこともあり、次第にいろいろな悩みを聞いたりさまざまな会話をしたりできるようになっていきました。

訪問看護のいいところはなんといっても、じっくり時間を取って患者や家族と向き合えることです。患者は自分自身がどうして具合が悪くなったり、治療が必要な状態になったりしたのかを理解できていません。そのため医療者が患者の体調不良の原因などを把握する作業が大切になります。じっくり一人ひとりの患者から話を聞くなかで、患者の具合が悪くなった理由などを洗い出していくことが重要なのです。また、話をする相手は患者本人だけではありません。家族からさまざまな情報を聞き出すことも大切なケアの一つです。患者宅を訪問すればそこには一緒に暮らす家族もいるため、患者本人に加えて患者の家族から話を聞く機会も自然と増えていきました。

患者からじっくり話を聞くことが当たり前になっていくと、いくつも新しい発見をすることができました。例えば患者は信頼関係が結ばれてじっくり話を聞くことができれば、実にいろいろなことを話してくれるということです。身の回りにあった出来事や家庭内で抱えている問題、つらかったことやうれしかったことなど、聞けば聞くだけ包み隠さず話してくれるのです。

患者自身はそのような話のなかに治療につながるヒントが隠れているとは気づきもしませんが、私たち看護師からすれば、そこには病気の治療につながる大切なヒントがいくつもあります。患者が抱えているストレスの正体やどのようなときにメンタルが不安定になるのかなど、病棟時代には知りたくても知ることができなかった情報が在宅には山のようにあることに私はとても驚きました。

患者宅は貴重な情報の宝庫

患者宅に足を一歩踏み入れると、そこには数え切れないほどの貴重な情報がありました。例えば、夜まったく眠れないと強い不眠を訴える患者がいました。その患者を病棟で見ているだけならば、長時間作用する睡眠薬を出してみるなど、薬物療法でアプローチすることがメインになるかもしれません。

しかし同じように不眠を訴える患者の自宅を訪問してみると、そこは昼間でも真っ暗闇でまったく光が差さない空間だったことがありました。患者は自宅の雨戸を開けることを嫌がって、朝から晩まで暗闇の中で過ごしていることが分かったのです。

私たちの体は朝日を浴びることで体内時計がリセットされて、体内時計を調節するメラトニンというホルモンが分泌されます。そして夜になると再びメラトニンの分泌量が増えていき、自然と眠くなるようにできています。ところが一日中雨戸を閉め切っていて光を浴びないのでは、体内時計は乱れっぱなしになります。この場合、昼夜のリズムが崩れて夜になっても眠れないのはある意味で当然なのです。

この患者に対しては、強い睡眠薬を処方してもらうよりもまず先にするべきことは起きたら朝日を浴びることです。そして日中は体を動かすことから始めるべきです。このような基本の生活リズムを整えてこそ、次の段階である薬物治療などが初めて効果を発揮するからです。

生活に密着した情報がケアのヒントになる

入院中や外来では、このように生活に密着した情報を得ることは不可能です。診察では眠れているかどうかということは質問しても、それ以外の生活環境について質問できることには限界があるからです。仮に質問したとしても、まさか雨戸を一日中閉めっぱなしとは医師も看護師も想像すらしないと思います。しかし雨戸を閉め切っていることは不眠と密接に関係があり、こうした情報は患者宅に一歩入ればすぐに分かる情報なのです。

アルコールを飲んでいるかどうかも重要な情報です。基本的には向精神薬などを服用しているときは、飲酒によって薬の作用が強くなり過ぎたり反対に効かなくなってしまったりするため、アルコールを併用しないことが望ましいとされています。しかし実際には飲酒をやめられない患者もいますし、さらにはそのことを正直に医師や看護師に伝えたがらない患者も少なくありません。

入院中はもちろんアルコールは飲めませんし、普段どれほど飲酒しているのかを尋ねても飲んでいないと答える人が多いです。患者のなかには医師や看護師の前では優等生のふりをしたり、都合の悪いことは言わないでおこうと考えたりする人がいるからです。その場合、実際にはどれほど飲酒しているのかを正確に把握することは困難です。

しかしこれも患者宅に行けば、アルコールの空き缶や空き瓶などからおおよその飲酒状況を把握することが可能です。例えばある患者は自己申告では飲酒はしないと言っていました。しかしどうも薬物治療の効き目が十分ではなく、不思議に思っていたところ、在宅に行ってその理由がはっきりしたのです。患者宅に行ってみたら、たくさんのアルコールの空き缶が転がっていたからです。どうやら患者は夜になると大量の酒を飲んでそのまま寝てしまい、寝る前の薬を正しく飲めていないことが分かりました。このように患者宅に行けば生活環境から食生活まで、多くの情報が得られるのです。

訪問看護では本人だけではなく家族の状態も見えてくる

訪問看護で分かる情報は生活環境や食生活だけではありません。精神疾患に強く影響を及ぼす家族関係なども非常にリアルに伝わります。入院中は家族と関わることができるのはせいぜい面会のタイミングくらいです。患者だけではなく家族も多くの場合、医師や看護師の前では取り繕った態度を取りますから、ありのままの状態を知ることはできません。あるいは家族が面会にすら訪れない場合、家族背景などは本人から聞き取れることしか情報を得られないこともあるのです。

これに対して訪問看護では、そこで家族が生活している場に出向くので、聞かなくてもどのような家族関係なのか一目瞭然です。ある親子は訪問看護師がいる目の前で罵り合っていました。あるいは別の親子は室内ですれ違っても一言も口をきかず、目も合わせないような状況でした。ほかのケースでは親が一方的に話していて、患者である子どもは一言も口をききませんでした。別のケースでは親の興味や関心の対象が子どもに集中し過ぎることで、本人が生きづらく感じていることもありました。このように親子関係や家族関係に問題がある場合、患者は自宅で安らぐことができずに強いストレスを感じていることは明らかです。

患者宅に入り込み、親子関係がどのようになっているかが分かってくると、患者本人だけではなくその親に対するケアや指導ができるようになります。患者が思春期の子どもやまだ若い人の場合、親の関わり方が子どもの病状に大きな影響を及ぼしていることがあるからです。親が子どもに対してあまりに無関心な場合は適切な関心をもつことを促しますし、反対に過干渉な場合は親に対して趣味や仕事など子育て以外の自分の世界をもって適度な距離感を保つことを勧めることもあります。

訪問看護では患者本人だけではなく、親などの家族もケアの対象となります。子どもに精神疾患がある場合、その親は子どもとどのように接していいのか分からずにとても悩んでいることがよくあるからです。自宅を訪問し、生活の場に入り込んでケアをするなかで、家族から悩みを相談されることも珍しくはありません。家族の話を聞いているなかで、家族がもっている病気に対する認識が誤っていると分かることもあります。その場合は親に対して適切なアプローチをすることで、本人の病気にいい影響を及ぼすこともあるのです。

このように患者宅に行けば、患者と家族の素の状態をすべて見ることができます。ありのままの関係を知ることで見えてくる、治療のヒントは無限にあるのです。精神科領域では親子関係や家族関係は根本原因の一つになり得ますが、ここへ切り込めるのは訪問看護だからこそです。

症状の悪化をもたらすストレスの正体

このほかにも精神疾患をもつ患者のなかには、些細なストレスで症状が引き起こされる患者も少なくありません。しかしなにがストレスの原因になっているかを外来や入院治療の場で明らかにすることは困難です。

例えば、女性であれば生理のサイクルがメンタルに影響を与えている可能性があります。

毎月、メンタルが不安定になるタイミングと生理のサイクルを確認すると、生理が患者にどのような影響を与えているかを理解することができます。生理のサイクルとの関係が理解できれば、あらかじめ対処する方法も考えることができます。これは毎週定期的に患者宅を訪問し、患者の生活リズムも含めてしっかり把握するからこそできるケアなのだと思います。

精神疾患をもつ患者は、健康な人には理解できないほど些細な刺激やストレスがきっかけで心身に不調を来してしまうことがあります。そして、その患者がなににストレスを感じて体調不良になるかという答えは、病院ではなく生活の場にあるのです。

例えばある患者は、子どもたちが公園や道路で遊んでいるところに出くわすと、子どもたちの笑い声などがすべて自分に対する悪口に聞こえてしまい、心身に不調を来してしまっていました。健康な人であれば、単に自意識過剰という話で済むかもしれませんが、精神疾患をもつ患者の場合は本当にこれで具合が悪くなってしまいます。

別の患者は交差点で信号待ちをしているときに、周囲の人が自分をじっと凝視するから恐ろしいと言って自宅から一歩も出ることができなくなってしまいました。これも当然ですが、実際には交差点で凝視されるというのはその人の被害妄想です。しかし本人にとってそれは妄想などではなく真実で、それによって外に出られないほどの恐怖を感じてしまうのです。

音に対して敏感な患者もいます。例えば電車の音や車の音、あるいは自宅の上空をヘリコプターが飛んでいる音にとてつもない恐怖を感じる人がいます。ある患者はヘリコプターの音が聞こえるたびに自分を捕まえるために監視していると叫んでいました。このように統合失調症などの患者では被害妄想に悩まされる人が多く、その原因というのは千差万別です。

そしてこうした日常生活のなかに潜む刺激は、すべてその人の生活圏のなかにあるもので、病院のなかには決してないものです。交差点ですれ違う人の視線も子どもの笑い声も、ヘリコプターや自動車の音もどれも病棟にはありません。病棟には基本的に医療者と患者の二者しかおらず、生活音なども含めた余計な刺激はいっさいないのです。

刺激がないからこそ患者は安心して療養できるのですが、それでは日常生活に戻ったときに、なにが原因で具合が悪くなるのか、どうすればそれに対して適切に対応できるのかを知ることは困難です。入院中はどうしても生活上のアドバイスが十分にできません。そのため入院治療によって症状が落ち着いて退院しても、自宅に戻ったら再び具合が悪くなって再入院してしまうことが起きるのです。これではなかなか根本的な問題解決につなげることはできません。

原因が分かれば対処法も見えてくる

これに対して訪問看護は生活のなかにまで入り込んで患者と向き合うことができるので、患者がストレスを感じたり、体調不良を引き起こしたりしているきっかけをしっかり把握することが可能です。地域のなかで毎週のように患者と顔を合わせていると、自然とその人がなにに強いストレスを感じているのかが理解できるようになります。病気に対するプラスの要因もマイナスの要因もすべてが明らかになるのです。

原因が分かればその対策も考えることができるようになります。例えば子どもの笑い声などがきっかけで体調を崩す人に対しては、子どもたちが遊ぶ放課後や休日には公園などには近づかないように工夫することができるかもしれません。あるいはヘリコプターなどの音が気になる患者には、音が聞こえたらヘッドフォンなどで音楽を聴くことで恐怖を和らげるのもいいと思います。

　生活のリズムによって薬の飲み忘れが出ているのならば、医師に相談して薬の飲み方を調節してもらったり、より自己管理が簡単になるよう薬を一つにまとめる一包化を検討したりすることもできます。お金の問題が心の不安につながっているのならば、福祉関係の専門家と連携するなどして第三者がお金の管理をすることで問題が解決することもあります。あるいは生理周期が関係している人に対しては、生理周期をきちんと把握して自分が体調不良になりそうな時期を理解することで、病気をコントロールしやすくなると思います。

　このように体調不良を引き起こす本当の原因が見えてくると、いくらでも対処の方法が見つかります。体調不良を事前に察知して未然に防いだり、あるいはもう一歩踏み込んで状態を少しでも改善させたりすることだって不可能ではありません。これらはすべて、患者宅であり余るほどの患者情報を得られたからこそ実現できる看護なのです。

　このように患者宅はまさしく情報の宝庫です。入院中はどれほど患者と話しても引き出すことができなかった貴重な情報が、患者宅にはあちこちに転がっているのです。私は病院と訪問看護とでこれほどまでに情報量に差があることに心底驚きました。そして十分な情報さえあれば、看護師はそのスキルをフルに発揮することができます。

患者を良い方向に導くことができる看護の力

病院では基本的に、医師の処方のもとに行われる薬物治療が治療の中心です。それに加えて電気療法やカウンセリングなどいくつかの治療法もありますが、治療の主体は医師であり看護師が関われる部分には限界があります。

これに対して訪問看護では、看護師自身の力で患者の状態を安定させたり改善したりすることが大いに可能なのです。薬物療法だけではなく、看護の力で患者を良くすることができるというのは私にとって大きな発見とやりがいにつながりました。

入院中の患者は、対話ができるような状態ではない人もたくさんいます。特に急性期の患者の場合はドーパミンが過剰に分泌されていることがあるので、まずはどうしても薬によって急性期症状の鎮静を掛けることが必要なのです。この段階では薬物療法に頼る以外になく、看護師による声掛けやコミュニケーションなどでどうにかなるものではありません。

一方で訪問看護では基本的に状態の安定した患者が対象なので、看護師のカウンセリング力やコミュニケーション能力によって、大きく患者の状態を改善したり症状をコントロールしたりすることが可能です。精神科看護は処置や点滴をするものではありませんから、一見するとただ患者のところへ行って話を聞いているだけのように思われるかもしれません。しかし実際には、ただ話を聞いているだけではないのです。話を聞きながら病気の原因を洗い出し、それを予防・改善するためのアプローチ方法を考え、患者を支える楽しみや強みを見つけながら患者と対話しているのです。そこにはカウンセリング力や高いコミュニケーション能力などが求められます。

カウンセリング力が求められるということは、裏を返せば看護師の努力次第で患者の状態を大きく変えられる可能性があるということです。また、入院で安定した患者が再入院しないように安定させるのも訪問看護の役割です。完治が難しい精神疾患は、どうしても入退院を繰り返す人が大半です。しかし訪問看護が関わることで、再入院をできる限り少なくさせることができるようになるのです。入院で安定した患者ができるだけ長く地域で暮らせるように支える仕事は、看護師としてとてもやりがいのあるものでした。

私は長らく、患者の治療は医師にしかできないと思い込んでいました。しかし地域に出て、看護師の力量次第で患者の状態を改善してあげられると知ったことは新鮮な驚きでした。同時に、薬でもなく電気療法でもなく、看護の力で患者を健康に導くことができる精神科の訪問看護にどんどん夢中になっていきました。家族背景や生育歴、生活スタイルまですべてを知って患者に寄り添う訪問看護は、まさしく看護師にとってなによりもやりがいがあり、魅力のある理想の仕事だと思ったからです。

第4章

暴力、暴言、妄想などの「困難なケース」——
行き場のない患者を救うために
独立開業

理想の精神科看護を目指して独立を決意

患者宅は病院では決して知ることができない情報の宝庫であることや、それによって看護師自身の力で患者の状態を良くすることができると知った私は、さらに精神科訪問看護が面白くなっていきました。勤務している訪問看護ステーションは非常に楽しく働くことができて、ずっと長く続けるつもりで働いていました。しかし一般の診療科での経験が長いステーションの管理者と精神科に特化してきた自分との間で、ケアに対する価値観のズレが生じるようにもなっていきました。

例えば、精神科では精神科独自の処方の傾向や薬物療法の特徴などがあります。精神科看護師の経験が長くなると、処方内容を見るだけで医師の治療に対する意図などを読み取ることができるようになります。病棟で精神疾患に対する薬がどのように使われているのか、数多く経験してきているからです。しかしこれは精神科以外の診療科から来た看護師には、すぐには身につけることが難しいスキルでもあります。このほかにも多くの人と異なる反応や行動をしやすいパーソナリティ障害などをはじめとして、精神疾患をもつ患者に対するケアはほかの疾患の患者とは異なる対応を求められることが多くあります。

こうした患者との向き合い方や医師の処方意図の読み取りなどに関して、私自身は患者に対するケアを徹底的に考えたいのに対して、上司の精神科看護の熱意はそこまではなく、自分の思うケアを理解してもらえないジレンマがありました。そこで自分自身が求める精神科看護を提供するために、意を決して勤務するステーションを退職し、独立することにしたのです。

独立を決めたのは娘に対する思いも関係していました。ずっとシングルマザーとして一人で娘を育ててきたので、金銭的な面では決して肩身の狭い思いをさせたくないと思っていたからです。また金銭面だけではなく、母としての誇れる背中も見せたいと考えていました。そうした思いも独立して看護ステーションを立ち上げる動機になったのだと思います。

ステーションを開設し困難事例にも果敢に取り組む

立ち上げに当たっては地元の練馬区に拠点を定め、そこから近隣に依頼主である精神科があるかどうかや競合ステーションの有無などを調査して開設場所を決めました。そして同じ価値観をもった仲間の看護師の協力も得て、２０１２年に訪問看護事業所を立ち上げたのです。

事業所を立ち上げるに当たって理想像のようなものを描けていたわけではありません。とにかく来る者拒まずにどのような案件にも全力で取り組んでいくことを強く考えていました。当初は黙っていても訪問依頼が来るような時代ではありません。ひたすら依頼の電話が鳴るのを待っているだけというスタートでした。まずは地域の信頼を得るために、どのような依頼でも決して断らない精神で一件一件の依頼を大切にしていきました。まさに、受けた患者は必ず良くしていくという覚悟で臨んだのです。

そうした姿勢でステーションを実際に開設してから、他のステーションが断ったような難しい依頼でも決して断らずに引き受けていった結果、私のステーションでは数多くのいわゆる「困難ケース」を引き受けるようにもなりました。困難ケースとは医療をすぐに中断してしまったり、問題や症状が重症化・長期化していたり、病気が原因でさまざまなトラブルを起こしていたりなど、支援の介入が難しいケースのことを指します。

病識の有無でケアの方法は大きく変わる

精神科訪問看護の関わりでは病識の有無によって関わり方が大きく異なります。病識がない患者は非常に関わりが難しいことが多く、いわゆる困難ケースでは大半が病識のない患者に対する看護になります。

その関わり方は大きく①予定どおりに通院できる②主治医の処方どおりに薬を内服できる③頓服薬を自分で前向きに使用できる④支援者の受け入れを継続できる――の4点に絞られます。

何年もの間、病識がない患者に対して病識をつけるということはほぼ不可能です。私が受けもった患者たちで、なんとなく自分の病気について理解するようになっていった人はゼロではありませんが、それには5年、10年という年月が掛かっています。

それでは病識をもつことができない人に対してはどのような関わり方をするかというと、とにかく医療とつなぎ続けます。病識がない精神疾患患者に対しては、主治医や訪問看護師によって、自宅での様子や問題行動の有無など絶えず誰かしらの目を入れ続けることがなにより大切になるからです。

さもないと、知らない間に服薬を止めて通院も止めてどんどん症状が悪化して、気づけば警察沙汰のトラブルを起こして措置入院などになってしまいます。それを防ぐためにとにかく医療とはつながり続けることが必要なのです。

そのため訪問看護師は、あの手この手で患者が病院に行くように見守ります。自宅から送り出したり通院先で待ち合わせしたりして、きちんと診察室に入るまでを見届けることもあります。きちんと見届けないと結局看護師の目を盗んで、受診をせずに逃げ出してしまう患者もいるからです。例えばある患者はバス停まで送ってバスに乗り込むところまでは確認したものの、途中下車して結局病院へ行かなかったこともありました。このように看護師はあらゆる可能性を想定し、とにかく病院に行かせることに力を入れているのです。

そして診察を受けたら、次は医師の処方どおりに薬を飲ませることが重要になります。精神科訪問看護師は医師の処方意図を読み取ることが求められますが、医師が処方する薬にもメインの薬とサブのような薬があるのです。例えば統合失調症用の薬や向精神薬など、陽性症状を抑えるために処方する薬は絶対に服用してほしい薬の一つです。主症状に付随して起こる症状に出されている薬はともかくとして、メインとなる統合失調症の薬だけはなんとしても飲ませるのが訪問看護師のミッションです。

副作用の有無で服薬を確認する方法も

ところがこれも簡単ではありません。例えば患者のなかには看護師に対して、飲んでいる薬を見せることを断固として拒否する人などもいるからです。この場合は一筋縄ではいきませんから、主治医と相談してさまざまな方法を考えます。ある患者のケースでは本人が不眠に対する睡眠薬を飲むことだけは前向きだったので、すべての薬を寝る前の一度に飲むように処方してもらい、かつ1回分ずつの薬をまとめる一包化をしてもらってどの薬が睡眠薬でどの薬が統合失調症の薬かが判断できないように工夫しました。

こうした飲み方の工夫をすることに加えて、服薬の確認方法も考えなければならないことの一つです。患者は薬を飲んでいるか飲んでいないか、本当のことを教えてくれないことがあるからです。そのため私たちが取った確認方法は、翌日の朝に訪問して副作用の有無を確認することでした。向精神薬はある程度の量が入ると、なにかしらの副作用が発現することがよくあります。前日の夜に薬を飲んでいるかどうかを翌日の朝の訪問で確認し、訪問時に副作用が発現していれば飲んでいることの証拠になるのです。副作用は内服薬や患者によってもまちまちで、手の震えや歩行時のフラつき、眠気など本当に人によってまったく異なります。

患者宅を訪問しさりげなくゴミ箱をのぞくと、薬が多量に捨てられているのを発見したこともありました。薬が減っているのでてっきり飲んでいるとばかり思っていたら、実はすべて捨てられていたのです。このようなときは主治医の判断で毎日訪問することもあります。

通常であれば服薬カレンダーなどを使い、看護師が週に1回などの訪問時に薬をセットしてそれを自分で飲んでもらうことができればベストです。しかし服薬を怠ってしまう怠薬が強い患者の場合は週に3回や多いときには週に5回など訪問し、目の前で薬を飲んでもらうことも必要です。

ペットボトルに針で穴を開けて液薬を仕込むことも

精神科の患者で服薬拒否が強い患者は、本当に上手に薬を飲んでいるフリをする人もいます。例えば看護師の目の前で薬を口に入れてもらったとしても、舌の下に隠して看護師が立ち去ったあとにすばやく口からペッと吐き出すのです。このような患者に対しては、口腔内崩壊錠（ＯＤ錠）といってラムネのように口の中で溶けるタイプの薬に変更してもらうこともあります。

これに加えて、作用時間の早い液状の薬もよく使われます。このタイプの薬は病棟時代も、保護室に直行させなければならない急性期の患者に対して使っていました。保護室に入る急性期の患者はとてもではありませんが錠剤などを飲める状態ではないので、口を開けた瞬間に液薬を飲んでもらうのです。

薬に関する拒否がある在宅患者にも、このタイプの薬を使うことがあります。その場合単に液薬を出すだけであれば、どう見ても薬ですし味にも特徴があるので吐き出されて終わりになってしまうため、ここでも一工夫が必要です。例えば患者が好きな飲料水が入ったペットボトルに入れて飲ませたり、家族の協力を得て食事の味噌汁に混ぜて飲んでもらうなどです。飲料水に入れる場合でも開封してしまうと薬が入っていることがばれてしまうため、過敏な人には分からないように針で穴を開けてそこから薬を入れるなど、可能な限りの努力をしています。

ここまでしてもどうしても飲ませることができない患者に対しては、最近では注射という方法も増えてきました。一度打てば半月～１カ月ほど持続的に効果があるようなタイプの注射薬が出てきたので、内服薬でのコントロールがどうしてもできない場合は注射薬に切り替えて、月に1回の外来時に注射を打つなどして対応する患者もいます。病識がなく服薬の必要性を理解できない患者には注射薬が効果的ですが、注射薬を打つためにはなんとしても病院に行ってもらわなくてはなりません。このような場合は主治医と密に連絡を取りながら、なんとか患者を医療へとつなぐ努力が求められます。最後は往診に切り替えることもあります。

民間救急は最後の手段

このように訪問看護はあの手この手で通院や服薬をサポートしますが、それでもどうしても病院に行きたがらなかったり薬を飲みたがらなかったりする患者もいます。周囲や家族がどのように促しても本人がかたくなに病院へ行かず、かつ相当に病状がひどくて今すぐにも入院が必要な場合などには、民間の救急を呼んで病院へ連れて行くこともできます。民間の救急ですから1回あたり10万円前後の費用が掛かりますし、人権などの問題もあるためあまり頻繁に行われる方法ではありませんが、最後の手段としてこのような方法もあります。

この場合は強制的に病院へ連れて行ってベッドに空きがないなどとなると大変なことになりますから、病院と連携して用意周到に計画を練る必要があります。私たちはXデーを設け、地域と病院で連携を取りながら何月何日何時に連れて行くということをしっかり決めて、その日のその時間に向けて民間救急を手配します。

この場合、病院も巻き込んで計画を練るため、Xデーになって本人を連れて行くことに失敗するのは避けなければなりません。人手と時間を掛けて病院のベッドを空けて用意してもらっているのに、いざ当日となってドアを開けてくれなかったので連れて行けなかったというわけにはいかないのです。

そのため例えば家族に頼んで合鍵で入ってもらったり、あるいは私たちが通常の訪問を装って声を掛けて、ドアが開いた途端救急の人たちが来て連れて行ってもらったりします。しかし、通常の訪問を装ってドアを開けてもらって実は強制入院だった場合、患者との信頼関係は一気に崩れて二度と元には戻らないためこれは本当に最後の手段です。

ケアが難しい統合失調症

精神科訪問看護において、患者との関わりが難しいのは統合失調症です。統合失調症には陽性症状と陰性症状、それに認知行動の障害という主に3つの症状がありますが、ケアするのが最も大変なのは陽性症状です。幻覚や幻聴、妄想、特に被害妄想などが起こるのが陽性症状ですが、陽性症状は迷惑行為や他人を傷つける他害行為につながることもあるためケアはこちらのほうが大変になります。陽性症状が出ている人は、頭の中で延々と自分に対する悪口が聞こえることがあります。例えば死ね、消えてしまえ、ここから飛び降りろなどさまざまなことが頭の中で響くのです。

もしもその患者が自分の病気のことを理解していればまた症状が始まったと考え、薬を服用したり看護師に電話をして相談しようと考えたりします。ところが病識がない患者の場合、その声を現実のものと思い込んでしまうのです。妄想であっても幻覚や幻聴であっても、病識のない統合失調症患者にとってはすべて現実のものと認識されます。そのためケアするのも非常に苦労することになるのです。

例えばある患者は、毎日のように訪問看護ステーションへ電話をして助けを求めてきます。電話に出た途端、誰かがずっとついてきて怖い、助けてくれといったようなことをわめき散らすことが毎日続くのです。

その患者は自分の部屋を誰かがのぞいていたり監視されていたりするという妄想を抱いていて、それが現実のものではないということをどうしても理解できません。仮に看護師があなたの妄想で誰もいないから大丈夫と言っても信じてはくれません。誰かがいるという妄想が生じてしまったら、なかなかその意識を消すことができないのです。

これに対して陰性症状は意欲がなくなってなにもする気が起こらず、食事も入浴もしないでひどい人はトイレにも行く気力が出ずに失禁し、オムツが必要になることもあります。これも大変な状態ではあるのですが、ケアの苦労という点では陰性症状のほうが対応はしやすいという面もあるのです。

患者が逆上する地雷を避けてコミュニケーションを図る

目の前にいる人たちを関係づけて、被害妄想を抱いてしまう患者もいます。例えば訪問診療で医師と看護師が患者宅に行った際に、医師と看護師が話し合っているのを見たある患者は二人が恋愛関係にあると妄想を抱いてしまいました。一度そう思うと妄想はどんどん広がって、医師と看護師が自分の目の前で性的なことをしていると思い込んでしまったり、医師も看護師も自分の治療ではなくて二人で過ごすために訪問していると思い込んだりしてしまいます。

あるいは別の患者で、医師からアプローチされたと思い込んだり、はたまた医師から不倫の恋愛相談を受けたりしたなどと思い込んだ患者もいました。否定しようものなら、烈火のごとく怒り出します。そのためこうした妄想を抱く患者に対しては、妄想に乗っかって話をすることが必要になることもあります。私はよく患者に怒りを与えてしまうキーワードを地雷と表現するのですが、地雷を踏んで患者が逆上してしまうと、看護師への不信感から訪問が継続できなくなって看護が途絶えてしまう恐れがあるからです。

そのため妄想を抱いている患者に対しては決して否定するのではなく、もしもなにか言われたときには不快と感じたことをありのまま質問してみてもよいと、妄想を否定しない形で患者とコミュニケーションを取っています。本人にとってはすべてが真実ととらえているので、少しでも否定すると地雷を踏みかねません。患者自身は自分が病気とは思っていませんから、おかしなことはすべて周囲が悪いと考えてしまうため、このあたりのさじ加減は非常に難しいものです。

統合失調症は基本的に完治するのは難しいので、どれほど幻聴や幻覚が減っても薬は長期間飲まなければなりません。症状が治まっているとしても、それは薬の効果で抑えられているため、薬を飲まなくなったら再燃してしまうからです。一方で発症してから早期に発見されて早い段階で治療が入ると幻聴や妄想がほとんどなくなってしまうケースもあります。特に若い患者はこの傾向が顕著で、薬を飲みながら上手に症状をコントロールできるようになることもあります。

病識がない患者の場合、会うことが第一の関門に

事業所を設立してからこれまで本当にさまざまな患者に関わってきました。一口に困難ケースといっても、病識がない統合失調症の患者で措置入院を繰り返す患者や家庭の虐待のなかから生まれた障がい、気持ちや行動、人間関係が不安定になって日常生活に著しい

困難をもたらす境界性パーソナリティ障害、薬物依存症、医療を含めてすべての関わりを拒否する患者など、数え切れないほどのケースに対応してきました。

病識がなく訪問看護などを拒否する患者の場合、第一関門はまず訪問を受け入れてもらうことからスタートしなければなりません。例えばある高齢の男性患者は、1日に何度行ってもどうしても患者本人に会うことができませんでした。担当看護師を変えながら、午前に行ってみたり夕方行ってみたりしてもどうしても会うことができません。会えなければ訪問看護のスタート地点にすら立つことができませんから、私たちはどうすれば患者と会うことができるのかを試行錯誤するところから始めました。

例えばチャイムを押して反応がない場合、本当に不在なのか拒否によるものなのかを知るために電気がついているかどうかなどを確認します。あるいはポストをのぞいて郵便物を取り出しているかをチェックしたり、ドアに紙を挟んでおいて、患者が自宅に戻ってきている形跡があるかどうかを探ったりします。不在だとしてもすぐに帰らずに近くを捜索することは忘れませんし、電気や水道メーターを確認することもあります。このようにやれることはすべてやるのが私たちのやり方です。

さまざまな方法で行動パターンを把握したところ、この男性患者のケースでは朝起きるとすぐにお気に入りの喫茶店へ行き、そこでほぼ1日過ごしていることが分かりました。朝から夕方まで喫茶店で過ごして自宅に戻るのは夜7時過ぎだったため、日中何度訪問しても会えないのは当然でした。

そこでまずは本人と定期的に会えるようにするため、カレンダーの訪問看護が来る日に丸を付けて看護師が来るまでは家にいるようにと何度も念を押し、なんとか定期的に本人と会える機会をつくることから始めていきました。

自宅の壁一面に罵詈《ばり》雑言の張り紙が貼られていた男性患者

この患者は病識がなく自分が精神疾患をもっているという自覚がないので、精神科訪問看護の必要性はまったく理解していない様子でした。しかしこれまで何度もトラブルを起こしては措置入院を繰り返しているため、どうしても訪問を継続して医療とつなぎ続ける必要があったのです。例えばあるときは近所に止めてあったバイクに放火して警察沙汰になり、別のときは荷物の配達員と口論になった末に暴力をふるって措置入院になりました。

彼は非常に言動が乱暴で、絶えず周囲とトラブルを起こすような人でした。私たち看護師に対しても常に怒りを含んだ口調で、少しでも気に入らないことがあると怒鳴り散らすこともあったのです。こちらがどれほど言葉を選んで話し掛けても穏やかにコミュニケーションを取ることはできず、何度頼んでも飲んでいる薬を確認させてくれませんでした。

彼がなぜ放火をしたのかは不明ですが、背景に病気による強い被害妄想があったのだと思います。実際に彼の自宅は玄関から室内まで家中が張り紙だらけで、その張り紙の1枚1枚に罵詈雑言が書き込まれていました。おそらく妄想の対象者に対する暴言だったのだと思います。

訪問看護の目的は他者へのトラブルを防ぐこと

このように幻覚や幻聴、妄想などから来る暴力行為を抑えるためには、幻覚や幻聴を抑えるための服薬がなにより重要になります。この患者の場合は本人に確認しても薬を飲んでいるかどうかを決して教えてくれなかったので、朝の訪問時にろれつが回っているかどうかを確認することで服薬確認としていました。彼は比較的薬によってろれつが回りづらくなるという副作用が出ていたので、副作用の有無や程度をチェックすることで内服確認としたのです。

薬だけではなく、病院を受診したかも本人はなかなか教えてくれませんでした。そこで訪問看護師と病院が直接連絡を取り合って、受診確認や処方内容の確認をすることもありました。さまざまな試みを繰り返すうちになんとか本人と会えるようになったとはいえ、訪問看護師になにも伝えてくれない患者をサポートすることは本当に大変なことでした。

そのような患者に対してどんな目的で訪問看護師が入るかというと、いちばんの目的は他者に対する加害や迷惑行為、トラブルなどを防ぐことです。病識がないままに長い年月を過ごしてきた患者に病識をつけさせることは簡単ではありません。また、病識がなければ治療によって自分自身をコントロールするということも困難です。

その場合は本人に病識をつけさせることよりもむしろ、病気の症状によって第三者に迷惑が掛かることを防ぐことが目的となります。同時に患者自身の再入院を防ぐことにもなります。少なくとも定期的に病院を受診し、薬を正しく飲んでくれてさえいれば、幻聴や妄想を抑えることができます。本人のなかには薬を飲んでも苛立ちや不満はあると思います。しかしそれが本人のなかだけにとどまるようにサポートし、行動に移したり表面化させたりしないように関わりを継続します。それによって他者に対する迷惑行為や警察沙汰になって措置入院になるリスクを減らすことができます。

このような難しい患者に対しては、とにかく第三者へのトラブルを防止するために根気強く関わっていくことが求められます。日々、訪問しては内服できているかどうかの確認をし、明らかに飲んでおらず症状が悪化していれば主治医と連携を取り次の手を考える、この繰り返しが重要になります。一見すると地味な取り組みに感じられるかもしれませんが、こうした訪問看護の見えない取り組みがあるからこそ、疾患をもつ患者が地域でトラブルを起こすことなく過ごすことができているのだといえます。

統合失調症で通行人に卵を投げつけるAさん

このほかにも私たちは、何人ものいわゆる困難ケースといわれる患者と関わってきました。例えば、両親が亡くなったあとの立派な自宅で独り暮らしをしていたAさんは統合失調症を患っていました。薬への不信感や被害妄想が非常に強い人で、絶えず自分は監視されている、近所から嫌がらせを受けていると訴えていました。妄想が生じるとすぐに行動に移してしまう性質だったので、近隣住民への迷惑行為も大変なものでした。

近所から嫌がらせを受けていると思い込んで仕返しのつもりで他人の庭にペンキをまいたり、通行人がすべて自分を監視していると思い込んで誰彼構わず水を掛けたりなど大きなトラブルになっていたのです。水だけではなく卵を投げつけることもあったため、家の窓ガラスはすべて卵の黄身でドロドロのカピカピになっていました。

病識がなかったので服薬も気まぐれで、本人に対して統合失調症というキーワードも使うことができませんでした。そんなAさんですが、唯一お菓子作りという趣味がありました。そのため手作りのお菓子を褒めると非常に喜んで、いつも私が行く日には手作りのお菓子を用意して待っていてくれるようになりました。

Aさんと関わることができる人はほとんどおらず、長い間、主治医と私がAさんにとっては唯一の信頼できる人という状態が続いていたのです。しかし最初の頃はなんとか薬を飲むことができていたものの、次第に薬を飲む回数も減っていきました。薬を飲まないと妄想などの症状がひどくなって外出が困難になり、病院に行けなくなるという負のループに陥ってしまいます。私と主治医以外とは会おうともせず、私が地域の保健師を連れて行こうものなら、敵視されてしまうため、保健師と同行することもできませんでした。

私と主治医のことは信頼しているとはいっても、少しでも私たちが意に沿わないことをすればあっという間に関係は崩れることが目に見えていました。例えばあるときあまりに被害妄想が強かったので、私が少々強引に薬を飲ませようとしたことがありました。少しでも楽になるからと言ったところ、被害者なのになぜ自分が薬を飲まなくてはいけないのだと逆上してしまい、二度と来るなと怒鳴りつけられ、卵を投げられて追い出されてしまったこともありました。

黒い服で訪問したら自分の葬儀を連想して逆上

あるいはこのようなこともありました。私は常に記録を取るためにボールペンなどをもっているのですが、あるときたまたま話しているときにボールペンの先がAさんのほうを向いてしまったことがありました。するとたちまちAさんは鬼のような形相になり、刺そうとしているのかと大変な剣幕で怒り出してしまったのです。また、やはりたまたま私が上下とも黒の服を着ていったとき、それを見たAさんは自分の葬式をあげるつもりかと怒り出してしまいました。万事がこの調子なので、私はそれ以降、絶対にペンは内向きにしかもたないようにしていますし、訪問時はできるだけ柔らかい色の服を着るようになったのです。

少しずつ薬を飲まなくなっていくAさんの自宅に一人で訪問することは、私にとっても恐怖を感じる瞬間が多々ありました。Aさんの自宅には必ず玄関先にバットが置いてあり、机の上には包丁が置いてありました。恐怖を感じてどうして包丁があるのかと聞くと、やられたらいつでもやり返せるようにと答えるのです。そのようなAさんですから、うかつに薬を飲むように勧めることもできなくなりました。

そのため最後のほうは、なにをしに訪問に行っているのかも分からないような状態でした。しかしそれでも私たちが訪問をやめてしまったら地域でAさん宅を訪問できる人は誰もいなくなってしまいます。そのような使命感からなんとか地雷を踏まないよう気をつけつつ、訪問を継続していたのです。

地域住民に詰め寄られても患者情報は伝えることができない

Aさんのように病識がなく他者に怒りなどが向くタイプの患者は、地域のなかでもトラブルメーカーになりがちです。私たち訪問看護師はそのようなトラブルメーカーの患者のところへ出入りする唯一の人間として、地域住民から患者に関する不満をぶつけられることもあります。

Aさんのケースでもあるとき訪問したら自治会や民生委員、地域住民が待ち構えていたことがありました。周辺住民に迷惑を掛けつつコミュニケーションを取ることもできない、Aさんに対する不満を誰かにぶつけたかったのだと思います。私を捕まえて、ここぞとばかりにどれほど迷惑を被っているかを訴えてきました。

しかし私たちには守秘義務がありますから、どのようなことがあっても患者に関する情報を伝えることはできません。住民から患者に関する情報は聞きますがこちらから情報を出すことはいっさいなく、自分たちが訪問看護師であるということすら伝えることはないのです。そのため地域住民に対しては、ただひたすら患者に代わってお詫びしたうえで困り事があれば保健所に相談するようにと伝えるしかありませんでした。

最終的にAさんは、自宅の前に停まっていた運送会社の車の窓ガラスをバットで割ってしまい、措置入院になりました。ちょうど主治医や家族とどのように入院させるかを話し合っていたタイミングで、本人がかたくなに外に出ないなか、民間救急しか手がないと考えていたところでした。しかし第三者に暴力的な行為をしたことで、結果的には強制的に措置入院となったのです。

担当制を敷くことで患者と信頼関係を築く

統合失調症で病識がない患者などは関わりが非常に難しく、保健所や民生委員、そのほかの福祉関係者などもなかなか本人とコミュニケーションを取れないことも珍しくはありません。そのようなときに唯一関係性を築けるのが訪問看護師です。なぜなら私たちは患者の地雷がどこにあるかを注意深く探って、その地雷を避けつつコミュニケーションを取る方法を知っているからです。

もう一つ、私のステーションが担当制を敷いていることも患者との関係性を構築するのに役立っています。訪問看護ステーションのなかには、看護師自身のメンタル面での負担軽減や患者からの依存を防ぐためなどとして、担当制を敷かないところもあります。

しかし私のステーションでは精神科訪問看護師として経験を積んで、プロとして一線を引いて患者と関われる看護師であれば、基本的に担当制としているのです。なぜなら患者にとって新しい看護師と接することは、私たちが初めての患者と接するときより何倍もストレスが大きいからです。ただし例外はパーソナリティ障害です。パーソナリティ障害の患者は操作性があり、あなたの発言のせいで死にたくなった、今から薬を大量に飲むと言ってくるなど、看護師個人に大きな重圧が掛かることがあるため、必ず複数人で訪問するようにルールを決めています。しかしそれ以外は担当制を敷くことで患者との間に信頼関係が構築でき、関係者などからの問い合わせにも細かく答えられるなどメリットが大きいと考えています。

地域の会議でも議題に挙げられたBさん

Bさんは統合失調症で病識がなく、非常に関わりが難しかったケースの一つです。被害妄想が強く、高校生のときの同級生に対して強い妄想を抱いていました。Bさんいわく同級生が夜間自宅に乗り込んで、さまざまな嫌がらせをするというのです。もちろんそのような事実はいっさいありません。

しかしBさんはそうした妄想を抱いたあげく、恨みつらみを書き連ねた手紙を同級生に送りつけたり、さらには夜中や明け方に同級生の家に押し掛けてドアをガンガン叩きながら怒鳴り散らしたり、非常に迷惑な行為を繰り返していました。

こんなことをすれば当然、相手は警察を呼びますから、これまでに何度も警察沙汰になって警告を受けていました。しかしどれほど警察から警告を受けようとも、本人には病識がないためまったく止めることはなかったのです。

Bさんは困難ケースとして主治医や看護師、保健師などが地域の保健所に集まって会議をするほど関わりが難しいケースでした。私のことは罵りながらもかろうじて受け入れてくれていて、Bさんにとっての唯一の話し相手として気を使ってくれることもありました。

しかし、時にはBさんの見当違いな気遣いに非常に困らされたこともありました。あるときBさんは私にそばをごちそうしようと思ってくれて、訪問時間の何時間も前からそばを注文して待ち構えていたことがありました。

冷やしたぬきそばを一緒に食べようと電話があって行ってみると、何時間も前に注文したそばがテーブルの上に置かれていました。このようなときに下手に断ってしまうと逆上させるかもしれないため、私は妄想話を延々と話し続けるBさんの隣で、ドロドロに伸びきったそばをすすったことをよく覚えています。

しかしBさんに関してはその後、治療が良い方向に向かって生活を落ち着かせることに成功しました。一度、家族の協力のもと医療保護入院をしたところ、そこの医師が非常に合う薬を処方してくれて症状が劇的に緩和されたのです。ある種の双極性障害治療薬には時折、性質を激変させる効果を示すものがあるのですが、Bさんの場合にもこの薬の作用が良い方向に効いたようでした。あれほど凶暴な女性だったのが、その薬を飲み始めてから非常に穏やかになり、まるで別人のようになったのです。

今ではどれほど医師や医療機関が代わっても、その薬だけは処方から抜けないように私たちがしっかりチェックすることで、Bさんは問題行動を起こすこともなく安定して過ごすことができています。

ネズミもゴキブリもペットだったCさん

60代のCさんは生活保護を受けながら、風呂なしの古いアパートで独り暮らしをしていました。もともとの病名は統合失調症ですが、統合失調症を何年も患うなかで、最終的に病名が認知症に変わった患者でした。

統合失調症になって何年も経つと、やがて脳が萎縮してくることがあります。特に未治療などの場合は認知機能低下となり、次第に認知症と同じような症状になるケースが少なくありません。そのためもともと統合失調症として依頼を受けた患者が、65歳を過ぎた頃から認知症に診断名が変わることがあり、Cさんもまさしくそのようなケースでした。

最初は統合失調症として訪問をスタートしたCさんですが、5年ほど経った頃から認知症の症状がひどくなり、自分ではほとんどなにもできなくなってしまいました。そのため生活面のケアも含めて週に3日ほど訪問を継続していたのです。

生活保護で暮らしていたCさんの自宅は今にも崩れそうなアパートで、トイレも10年単位で蓄積した汚れで便座も真っ黒な状態でした。訪問時にネズミが出ることもありました。明らかにネズミだと分かる生き物が部屋をチョロチョロと横切るのですが、Cさんはニコニコしながらリスを飼っていると言っていました。

精神科患者には1年中こたつを置いている人もなかにはいるのですが、Cさんも年中こたつを出していました。そしてこたつ布団をちょっともち上げると、中からザーッとゴキブリが大量に飛び出してくることもありました。そのようなときもCさんは相変わらず穏やかにペットだと言うため、かわいいペットですねと話を合わせて、できるだけ気にしないようにするしかありませんでした。

最終的に住んでいたアパートは火事になって全焼してしまったため、Cさんは引っ越さなければならなくなりました。引っ越し後は私たちの担当を外れてしまいましたが、一つだけCさんにかわいそうなことをしたと今でも後悔しています。

Cさんは生活保護を受けていましたが、何年間もずっと自宅に引きこもっていたため、まったくお金を使うことなく数百万円ものお金がタンスにしまってあったのです。Cさんにとっては隠すというよりも、本当に使わなかったお金をただタンスに入れておいたという感覚なのかもしれません。しかしなにかの書類を探しているときに、偶然私たちがそのお金を見つけてしまいました。

生活保護の担当者も交えてCさんの自宅で会議をしていたときのことで、お金が見つかったためCさんの生活保護はすぐに打ち切りになってしまいました。もちろん基本的に貯蓄がある人は生活保護を受給できませんから、打ち切りは仕方のないことです。しかしなんの楽しみもなく過ごしてきて、お金が残ったまま認知症になってしまったCさんの最後のタンス預金が没収されてしまうのを、私はなんとも言えない気持ちで見守るしかありませんでした。

訪問を拒否し続けたDさん

Dさんは病識がない80歳代の女性でした。残念ながらうまく医療や福祉につなげることができず、1カ月程度で関わりが終了してしまったケースです。いわゆる困難ケースの場合、訪問依頼が来たからといって必ずしも訪問できるようになるとは限りません。ひたすら拒否され続けてどうしても看ることができない人もいるからです。Dさんはそのようなケースの一人でした。

Dさんは、住んでいる団地のドアの前に便や尿などの排泄物をビニール袋に入れて置くという不可解な行動を取っていました。そうした奇怪な行動のために近隣からの苦情も多く、地域包括センターからの依頼で訪問診療と訪問看護が入ることになりました。Dさんは病識がないだけではなく、それまでまったく精神科医療にかかったこともない未治療の状態で過ごしてきたということでした。

Dさんは訪問看護に対する拒否が強く、私たちが行くタイミングを見計らって必ず外出してしまい、なかなか会うことができませんでした。近所のファミリーレストランやスーパーにいるなど行動パターンはだいたい把握することができたので、Dさん宅の訪問時にはまず周辺の捜索から始めることがほとんどでした。訪問して不在を確認すると、まずは30分ほど周囲を捜索します。どれほど探しても会えない日が多いなかで、運良く本人と会えた日は少しでも様子を聞くためにできる限りの努力を重ねました。

例えばあるときは、猛暑日に炎天下を歩いているDさんを発見することができました。すぐに声を掛けてお茶でも飲みながら少しだけ話をしたいと近くの喫茶店へと誘ったのですが、Dさんは私たちとは目も合わせずに断ってひたすら逃げていこうとします。しかし何度断られても必死に食らいつきながら、一緒に横を歩いて少しでも様子を確認しようと試みました。

ところがDさんは私たちからなんとかして逃げようと考えているようで、とても80代の高齢者とは思えないようなスピードでどんどん歩いて行ってしまいます。私たちはできれば自宅の様子を見ながら話を聞きたいと考えているのですが、Dさんはどんどん自宅から遠ざかっていってしまいます。真夏の炎天下で高齢者が歩き続けるとなると、今度は熱中症や脱水症状が心配になります。

そこで私たちは水分を取るよう懇願するのですが、それでもDさんは決して立ち止まろうとはしません。そのまま追い掛けていってもDさんは話をしてくれるどころか限界まで歩き続けてしまうため、私たちは熱中症になるリスクを考えて、Dさんと話すことは断念しました。Dさんについてはこうしたことがこのあとに何度もあり、結局どうやっても介入することができませんでした。

不在でも諦めない！　情報は一つでも多く取るのがモットー

このようにどうしても訪問に入ることができない人もなかにはいますが、基本的に私たちはちょっとやそっとでは訪問を諦めません。精神疾患をもつ患者に関わることは簡単ではありませんが、どうしても服薬だけはきちんと継続してほしいため、なんとしても関われるように粘り強く努力をするのです。

私はスタッフに情報を一つでも多く取ってくるようにと話しています。例えばチャイムを鳴らして出なかったからといって、そこで諦めることは決してありません。なぜならチャイムを鳴らして出なかったのは、不在ではなくて中で亡くなってしまっている可能性もあるからです。そのため少しでも情報を得るために、インターホンを鳴らして最低でも15分はその場にとどまって粘るように心掛けています。

中で亡くなっているとまではいかなくても、薬が効いて熟睡してしまってインターホンに気づかない可能性もあります。そのためインターホンを何度も鳴らしたり、ドアをノックしたり、名前を呼んだり、1階の部屋ならば裏に回って窓からのぞいたりなどできることはすべてやり尽くします。

玄関ドアの郵便受けをのぞいてみたら本人の足だけチラリと見えることもあります。換気扇からのたばこ臭で在宅の気配が分かることもあります。そのようなときは起きるまで必死に郵便受けのすき間から呼び掛け続けることもあります。そのように粘り強くアプローチしていると、なかには出てきてくれることもあります。

あるいはアルコールを飲んでいて、酩酊状態でなかなか起きられなかったということもあります。そのようなときはなんのアルコールをどれほどの量飲んでいるか、しっかり観察してできるだけの情報を得るようにしています。まさにやれることはすべてやり尽くすのが、私の精神科訪問看護のモットーなのです。

家族全員が精神疾患をもつEさん

家族全員が精神疾患をもっていて、家族丸ごと関わったケースもあります。Eさんは統合失調症で母親も重度の統合失調症、兄が発達障害という一家でした。私たちが関わるようになったきっかけは、Eさんが統合失調症の症状で飛び降りろという幻聴が聞こえてしまい、団地の4階から飛び降りてしまったことです。不幸中の幸いで窓の下の茂みに引っ掛かったため命は助かりましたが、下半身に複雑骨折を負ってしまい、退院後にもサポートが必要ということで私たちのところへ依頼が来たのです。

訪問してみて分かったことは、Eさんだけではなく家族全員が精神疾患をもっていたことでした。こちらも不幸中の幸いといえることですがEさん自身は早期に治療を受けることができたため、統合失調症の症状はまれに見るほど安定し、退院後にはほとんど幻聴が聞こえないまでに回復しました。しかし反対に母親は極めて陽性症状の活発な統合失調症であり、誤解を恐れずにいえば人格荒廃に近い状態になってしまっていました。

兄には発達障害があるようで、収集癖も見られました。やたらとインターネットで物を買うのですがいっさい捨てられず、自宅は足の踏み場もないほど物で溢れかえるゴミ屋敷になっていました。おそらく不安感から物を収集してしまうようで、玄関に入るなり大量のサプリメントやティッシュ、カップラーメン、衣類などが大量に山積みされている状況でした。

家族全員が精神疾患や障がいをもっていたものの、唯一兄だけは仕事ができていたためホームヘルパーなどの福祉は入っていませんでした。しかし一家の状況はとても正常とはいえないものでした。

ゴキブリ天国だったEさんの自宅

母親は妄想が強くなると、帰れと私たちに向かって怒鳴りながら水をぶちまけることがありました。また、時には攻撃的になって引っ掻いてこようとすることもありました。母親は絶えず呪いの文句が幻聴となって聞こえているようで、まともに会話をすることは困難な状況でした。

精神疾患をもつ患者の自宅には珍しくはないのですが、この患者宅もゴキブリ天国でした。一般の人には想像がつきにくいことですが、誇張ではなく家中どこにでもゴキブリがいるのです。

例えば薬の飲み忘れを防ぐためのグッズに、お薬カレンダーがあります。いろいろなパターンがありますが、一週間分の薬がセットできるタイプのものだと月曜日から日曜日まで朝・昼・夜・就と4回ずつ、全部で28個ほどの小さな薬を入れるポケットがついています。Eさんの家でもこのお薬カレンダーを使っていましたが、そのポケットすべてにゴキブリが入っていて、薬をセットしようとすると一気にポケットから逃げ出すのでした。

夏場だけではなく、冬でもゴキブリは家中にいました。冬場はゴキブリたちも温かい居場所を求めるのか、不思議な場所にゴキブリが生息しているのを目撃したこともありました。それは炊飯器の液晶の中です。炊飯器には無洗米や早炊きなどを選択したり、タイマーの時間などが表示されたりする液晶の部分があります。ふたの一部に固定されていて開ける場所もないので、どうやって入り込んだか分からないのですが、Eさんの家の炊飯器はこの液晶部分にも大量の小さなゴキブリがうごめいていました。さらに驚くべきことに、Eさんたち一家はまったく気にせずにその炊飯器でご飯を炊いていました。これは普通の感覚ではなかなかあり得ないことです。

母子の共依存は解消できず

しかしEさん一家に対する関わりでよかったことは、最終的に家族全員に訪問看護が入れるようになったことです。きっかけはEさんでしたが母親にも兄にもサポートが必要であることは一目瞭然だったので、Eさんの次に母親に、そして最後に兄に対しても訪問看護が入れるようになりました。なによりしっかり薬を飲んでほしいので、今では家族全員分の薬をセットしたり話を聞いたりしながら関わっています。

ただし、唯一の心残りは母親との共依存からEさんを救いだすことができなかったことです。比較的早期に治療を始めたEさんはほとんど幻聴もなくなって、本来であれば健常な人に近い人生を歩むことができたと思います。リハビリをして歩けるようにもなりましたし、結婚だって就職だってできたはずなのです。実際にEさんと30歳前から関わってきて、恋人ができたこともありました。しかしそれでも母親を見捨てられないと言って、結局40歳を過ぎても社会とつながらないまま、今はただひたすら母親の面倒を見ながら日々を過ごしています。できればEさんだけは家から出して社会人として自立させてあげたかったのですが、Eさん自身がそれを望まず残念ながら叶いませんでした。

凶暴性が高かったFさん

Fさんは30歳代の男性で、知的障害と統合失調症の2つの診断が下りている人でした。

困難ケースの場合、非常に凶暴で攻撃的な人もいるのですが、Fさんはまさにそうしたケースの典型例でした。母親と二人暮らしで、母親も統合失調症を患っていました。母親のほうが症状は軽く、病識もあって通院や服薬も欠かさず、最低限の家事はできていました。しかしただでさえ病気の母親が、凶暴なＦさんをケアすることなどとてもできません。母親は絶えずビクビクしながら息子の機嫌をうかがっていて、Ｆさんのほうはなにかあればすぐに母親を蹴ったり殴ったり暴言を吐いたりするなど、母親は自宅で安心できる居場所がない状態でした。

Ｆさんは障害年金を受給していましたが、金銭をコントロールできるような状態ではありませんでした。しかも浪費と収集癖があったため、障害年金を受給するとその足ですぐにプラモデルを買いに行き年金をあっという間に使い切ってしまっていました。集めるだけ集めても決してそれを作るわけではありませんし、かといって大切に保管することもしません。そのため自宅の階段・廊下・一室はすべてプラモデル置き場になっていました。その結果ただでさえ自宅に安全な居場所がなかった母親は、ついには風呂場に布団を敷いて寝るようになってしまいました。

私たちが訪問するようになってからも、Ｆさんの容態はどんどん悪化していきました。その理由は、薬をきちんと飲ませることが非常に難しかったからです。なかなか服薬ができきないFさんになんとか薬を飲ませようと、主治医に相談したうえで母親の協力も得て液薬を試したこともありました。Fさんの好きなジュースに混ぜて本人の部屋にもって行き、ドアのすき間からどれくらい飲んでいるか確認するように工夫しました。あるいは液薬を食事の味噌汁に混ぜたこともありました。しかしその日によってジュースは飲まないのに味噌汁だけ飲んだり、反対に味噌汁だけ飲んでジュースは飲まなかったりなど、この作戦も毎度うまくはいきませんでした。

薬が飲めなければ、当然のことながら症状は悪化の一途をたどります。やがてFさんは窓を開けて通行人に向かってわめき続けるなど、もはや入院しか手がない状態になってしまいました。

他害により警察に連行されてしまうことも

問題は、どのようにして入院させるかです。この頃になると母親や私たちに対してもさらに凶暴になっていて、部屋に近づくだけで帰れとすごい勢いで怒鳴り散らすようになっていました。親族とも疎遠になっていて母親だけでは入院させるすべはなく、かといって民間救急を頼めるほどの財力はありません。しかしこのまま放っておけば母親の被害は拡大するばかりで、近隣へも大きな迷惑を掛けることは明らかでした。

看護師や行政、警察などさまざまな方法を検討するなかで、最終的には覚悟を決めて病院と調整したうえで私たちの力で入院させることを決めました。入院当日は男性看護師2人が準備し、Fさん宅へ訪問しました。そして、あえてFさんにとっての地雷である入院や服薬を促したのです。

男性看護師がFさんに向かって、薬を飲まないと入院することになると促したところ、私たちの予想どおりFさんは激怒して男性看護師につかみ掛かりました。殴られたり引っ掻かれたりするなかで、ついに男性看護師が出血してしまいます。出血したと聞いた私はすかさず看護師への他害ありと警察へ通報し、Fさんは警察に連れられて病院へ連行されていったのです。

ここは本当に賭けだったのですが、Fさんが単に叫んでいるだけであれば警察は口頭で注意してそのまま帰ってしまいます。しかしはっきりと看護師への攻撃があったため他害ありということでパトカーに乗せて病院まで連れて行ってくれました。

これはどうしてもほかに方法がなく、最後の手段として警察に通報した事例です。法律に則ってFさんを入院させるには、この方法しかなかったのです。Fさんの入院先の病院にその後の様子を聞いたところ、入院後も凶暴性は静まることがなく、1年近くも保護室に入っているということでした。しかし病院も今は長期入院させることができないので、次の行き先に苦労しているという状況だそうです。

覚醒剤が絡むケースも増加傾向に

覚醒剤に絡むケースも最近増加しているように感じています。覚醒剤の依存症を果たして医療で対応するべきなのかは、さまざまに意見があるところかもしれません。私たち白身、覚醒剤に関係するケースでは反社会的勢力といわれる集団に所属する人もいるため、少し身構えてしまうのが正直なところです。

Gさんはそのような反社会的勢力とは関係がないものの、覚醒剤後遺症として私たちが関わることになった女性患者です。覚醒剤後遺症と躁うつ病という診断が下りていました。

長年覚醒剤を使用してきた人は認知症とも違う、なんともいえない様子をしています。人格は荒廃している状態でつかみどころがなく、なにを言っても響かないフワフワした対応をする人も少なくありません。覚醒剤を使ってきた人とは上辺の会話はできても本当の意味でコミュニケーションを取ることができません。Gさんはまさにそのような人で、訪問看護はすんなり受け入れますが、しっかりとしたコミュニケーションは取れない状態でした。

Gさんは50歳代の女性でしたが、しょっちゅう繁華街に出かけては出会い系サイトなどを楽しんでいるようでした。訪問に行くとたびたび様子は伝わってきましたが、本人はなにをしにいっているかははっきりと教えてくれませんでした。

Gさんは男性が好きだったようで、依存などを避けるためにできるだけ女性看護師をつけたかったもののスタッフの都合上、仕方なく男性看護師が担当として訪問していました。するとその男性看護師に少しずつ慣れるに従って、Gさんの行動がおかしくなっていったのです。

キャミソール一枚の姿で男性看護師を待つGさん

男性看護師が訪問する時間帯になると、なぜか肌が大きく露出するようなキャミソール一枚を着てろくに下着も身に着けない格好のまま、風呂場で看護師を待つようになりました。部屋の様子も紫っぽい色彩のインテリアだったり、時にはピンク系でそろえてあったりなど、まるで風俗店のような雰囲気になっていたのです。

そしてキャミソール一枚の姿で男性看護師にしなだれ掛かり、やたらと接触を求めてくるようになり、とにかく直接触れてほしいという様子を見せるようになりました。

これには担当の男性看護師も参ってしまいました。ケアの一部として洗髪を行うことはありますが、下着も着けずにしなだれ掛かってくるのでは対応に困ります。男性看護師もどこを見ていいのか分からず耐えられないと訴えてくるようになったのです。この様子を聞いて私は、なんとか女性看護師や年配の看護師に変えなければならないと感じました。

そうしてなんとか人をやりくりしようと検討していた矢先のことです。ある日、Gさん宅を訪問してみると、自宅の前に数台のパトカーが止まっていました。聞けばGさんは再び覚醒剤に手を出して、すでに逮捕されて連行されたあとだと言うのです。

私たちはあっけにとられました。Ｇさんは生活保護を受給していたのですが、生活保護も医療も逮捕されればすべてが打ち切りになります。覚醒剤で捕まって拘留されてしまったので、訪問介護も訪問看護もすべてが打ち切りで関係者は全員撤収となりました。私たちとしては非常にあっけない終わりとなりましたが、このように覚醒剤に絡んだ訪問依頼も年々増えてきているように感じています。

依存症に対しては期待し過ぎない姿勢も重要に

覚醒剤に関してはどうしても一度で断ち切ることが難しく、何度も逮捕を繰り返すという傾向もあります。私たちが受けた依頼のなかにも3回目の拘留を経て出てくる人や、5回の逮捕歴がある人などがいました。依存症の一種ですから簡単にやめることが難しいのだと思います。

依存症患者に対しては、期待し過ぎずに関わる姿勢も必要になります。そうでなければ看護師自身も傷つくからです。私が訪問看護ステーションを設立して間もない頃に、子どもがいる女性で覚醒剤の使用歴がある患者の訪問依頼を受けたことがありました。私もまだ経験が浅かったので、訪問時、子どもの相談が多いその患者の様子を見てすっきり完全に覚醒剤を卒業できたのだと思って安心していました。

ところがしばらくすると夜の外出が増えてきたのです。どこに行っているのかと思っていたら、やはり突然再逮捕になって訪問が打ち切りになってしまったことがありました。このときは覚醒剤とは縁を切れたのだと患者のことを信じ切っていたため、裏切られたと感じて強いショックを受けました。

しかし今になって思うのは、こういうときに看護師がショックを受けても仕方がないということです。病院と異なり地域では看護師などが24時間見守れるわけではないので、覚醒剤や大麻を手に入れる誘惑を完全にシャットアウトすることはできないからです。覚醒剤が依存症である以上、再び繰り返してしまうリスクは常に身近にあるのです。そのため看護師自身は過度に期待し過ぎずに、依存症に対する適切な理解のもとで関わっていく姿勢が求められるのだと思っています。

第5章

患者が自立して社会復帰するために——薬物療法だけに頼らない看護を実践する

患者自身が自己コントロールできる力を身につけるために

精神疾患の治療で重要な割合を占めるのが薬物治療です。精神疾患ではほとんどの患者に薬が処方されているので、私たち訪問看護師には病識がある人もない人も含めて、患者が上手に薬と付き合っていけるようにサポートすることが求められます。

その一方で、薬物治療だけではなく、患者が自分自身で健全に自己コントロールができるような力を身につけることも訪問看護師にとって重要です。そのため、薬物治療以外のケアについても積極的に働き掛けています。

薬物治療以外のケアというのはさまざまで、患者に病識があるかないかによってサポート方法は異なります。病識がない人に対してはできる内容というのはどうしても限られてしまいますが、病識がある人に対しては例えば認知行動療法と呼ばれる治療法や社会生活技能訓練（SST）などさまざまな関わり方があります。

病識がある人に対しては、趣味や強みを活かしながら患者自身が生活や病状をコントロールできて、安定して自立した生活を送り、就労など社会復帰できることを大きな目標にケアを提供します。最終目標は必ずしも就職だけではなく、作業所に休まず通えるようになることでもいいですし、いずれにしても社会や地域とつながり続けられることが目標です。このような目標を達成するためには、年単位での根気強い関わりが必要になるのです。

できるだけ入院させないことも目標

また地域で暮らす患者をできるだけ入院させないことも目標の一つです。うつ病にしても統合失調症にしても、精神疾患の場合は多くが安定と不安定を繰り返します。不安定なときに悪化した場合、下手をすると入院になってしまいます。一度入院してしまうと、それまで社会復帰に向けて努力していたものがゼロベースに戻ってしまうことも少なくありません。そのため私たちは、なんとか入院しないで状態を保てるようにサポートしたいと思っているのです。精神疾患をもつ患者をできるだけ入院させないで地域で暮らせるようにサポートすることは、在院日数削減などを求める政府の方針にも沿った対応といえます。

ならば、できるだけ悪化させないためにはどうすればいいかというと、大切なことは悪化しそうな兆候を見逃さないことです。患者が不安定になったときには、なんらかの兆候が現れることがほとんどです。例えば声のトーンが変わるほか、表情や生活リズムの変化、昼夜逆転、不眠、あるいは訪問看護ステーションへの電話回数が急に増えて、警察を呼んでくれと訴え続けていることもあります。

食欲や活動意欲が急に増減したり、不安時や不眠時などに使う頓服薬の使用が急に増えたりといったこともあります。特に頓服薬は一つのバロメーターとして、必ずチェックすべきポイントといえます。理想としてはこうした兆候に本人が気づけることですが、気づかないうちに悪化してしまうケースもあるため訪問看護師がいち早く兆候に気づくことが求められます。兆候に気づいて、そのパターンを把握することが訪問看護師の仕事の第一歩ともいえるのです。

意欲の面では食欲や活動欲だけではなく、社会的な関心をもつことができるかどうかなども判断材料の一つになります。例えば2019年末から世界中を騒がせている新型コロナウイルス感染症ですが、私の患者のなかにはコロナのことにまったく関心を払わない人が何人もいます。社会情勢などに関心がもてるということは、自分を取り巻く世界を理解できているという意味で健全だといえます。ところが心が本当に病んでしまって自分のなかに不安や不満が一杯になってしまうと、周囲のことなどに関心を払うことができなくなるのです。そしてそれはコロナであろうと例外ではありません。

兆候に気づいたらその原因を考える

不安定な兆候が見えてきたら、それが現れ始める原因を考えます。原因は患者によってさまざまですが「ストレス」「服薬関連」「生活リズム」などに大別できます。

ストレスの内容は千差万別ですが、例えば家庭環境や人間関係、経済状況、生理前の問題、痛みやしびれなどの身体的問題、音や明るさ、寒暖などの環境要因など多岐にわたります。生活保護を受けている人や低所得の人たちには経済状況で心身の状態が左右される人が多くいますし、発達障害の子どもは感覚過敏の症状をもつ場合も多く、音や明るさなどに敏感なことがよくあります。電車の音が苦手だったり、ＬＥＤの明るさに耐えられずに一日中室内を暗くして過ごしていたりする人もいます。また、衣服が肌にまとわりつく感覚が苦手で真冬でも半袖を着ていたり、ヘッドフォンなどが耳に接触するのがどうしてもダメだったりなど症状は本当に人それぞれです。しかしいずれにしても、そうしたストレスが引き金となって症状が悪化してしまうのです。

服薬関連の問題が引き金となることもあります。そもそも処方内容がその患者に適しているかどうかから始まって、患者が処方どおりに服薬しているかどうかという服薬アドヒアランス、頓服薬の正しい使い方、副作用への恐怖や不信感などが考えられます。

処方内容というのも私たち訪問看護師はしっかり見ています。処方内容を見れば、医師の処方意図や治療方針がよく分かるからです。今はどちらかというと精神科医療全体で薬を減らす傾向がありますが、患者によっては必ずしも減らすことがメリットにつながらない場合もあります。私たちは常に患者のいちばん近くにいる医療職として、どうすれば状態が安定するかを真剣に考えています。患者によっては少し薬を減らしただけで、ガクッと体調が崩れてしまう人もいるのです。そのようなときには看護師から主治医に連絡し、処方内容を元に戻してもらうように依頼することもあります。

医師の処方意図まで読み取れる看護師に

精神科の薬物療法は非常に繊細で、同じ薬であっても50ミリグラムから25ミリグラムに変更するだけでガラリと状態が変わる患者もいます。そのため私はスタッフの看護師たちにはミリグラム単位の処方内容からその意図を読み取れる看護師になるようにと常々伝えているのです。

同じ向精神薬であっても、少量で処方されているときはうつ病で意欲を向上させるために使われて、用量が多いと統合失調症の薬として使われるということもあります。あるいは高齢者に対しては、低用量の向精神薬が胃腸の不調を改善するために処方されることもあるのです。精神科の看護師は、そのような医師の処方意図まで読み取るスキルを磨く必要があります。

医師は、処方を変えたあとの患者の変化を非常に注視していて、どのような変化があったかを知りたいと考えています。そこをしっかり観察して正確な情報を伝えられるのは、私たち看護師しかいません。このように薬のコントロールは非常にデリケートであり、患者の状態に直接的に影響を及ぼすものですから看護師がしっかり関わることが大切です。

処方どおりに薬を飲み続けてもらうこともとても重要です。精神疾患をもつ患者のなかには副作用に対する不安感や薬に対する不信感などから、薬を飲むことを途中でやめてしまう人がいます。向精神薬を服用しているとどうしても一定の割合で副作用が発現します。すると患者は言葉が出づらい、手が震える、頭が働かないなどと不満を感じ、服薬をやめてしまうのです。

看護師には患者の副作用を確認し、それが生活に支障が出るレベルかそうではないかを見極めるスキルも必要です。薬は治療になくてはならないものですから、生活に支障が出ないレベルの副作用であれば服薬継続をサポートし、支障が出るレベルならば医師に処方変更を提案する必要があるからです。患者サポートでは薬は患者の敵ではなく味方であることや治療には欠かせないものであることを伝えて、副作用との付き合い方などをアドバイスします。

生活リズムの変化や乱れが症状の悪化につながるケースもよく見られます。入院中は毎日規則正しい時間に起きて日中は活動し、食事も3食食べられます。しかし在宅に戻った途端、生活リズムが大きく狂ってしまうこともあります。そのため可能な限り入院中のように規則正しく、睡眠や食事のリズムを整えることが必要です。

活動量も見逃せない視点の一つです。なぜなら人によって、活動のキャパシティというのは大きく異なるからです。一日中活動していても元気に過ごせる人もいれば、一日に一つの用事でもダウンしてしまう人もいます。家事と育児をしながら楽しく外出できる人がいるかと思えば、訪問看護の訪問があって病院の受診があるだけでキャパオーバーになってしまう人もいるのです。それを患者ごとに見極めて、適切なキャパシティで活動できるようにサポートすることも重要です。

嗜好品に関しても重要な要素です。向精神薬はアルコールとの併用を避けなければならないのはもちろんですが、喫煙も病気のコントロールに影響があります。例えば薬をいくら飲んでもまったく効果がないと訴える患者の生活を確認すると、ヘビースモーカーだったことがあります。喫煙によって薬の血中濃度が下がってしまうことがあるため、正しい効能を得るにはまず減煙することが必要なのです。そのような生活全体を見渡して、患者の症状が悪化する要因を見極める目が訪問看護師には求められます。

兆候と原因が分かったら、対処法を検討する

兆候が見えてきてその原因も分かったら、次はパターンを分析してどのように症状の悪化を防ぐかという対処法を検討します。また、兆候が現れたらその都度、患者本人と一緒に考えて振り返りをすることも大切です。振り返りを繰り返すことで、少しずつ本人が自分でこうした兆候に気づけるようになれば、自分自身で症状悪化のパターンを把握できるようになるからです。

健康な人であればストレスが溜まっていることに自分で気づき、おいしいものを食べたり趣味の時間をもったり友人とおしゃべりをしたりなど、その人なりにストレスを発散させると思います。しかし精神疾患をもつ患者の場合は、自分自身のストレスやその原因に気づくことができないため、まずは自ら兆候に気づけるようにサポートすることが必要になります。

兆候や不安定になる原因は、定期的にしっかり患者を観察し、傾聴しながら関わることで必ず見えてくるものです。そして患者が不安定になるパターンが見えてきたら、いよいよ次はその要因をどのように回避すべきかを考えます。

症状に対処する方法はさまざまですが大きく分けると、どうすると気持ちが楽になるか、なにをすると幻聴や不安などの症状が軽減するか、どうしたら無理なく過ごせるかということになります。

どうすると気持ちが楽になるかでは、小さなことでもいいので患者が少しでも気持ちよく感じたり心地よく思ったりすることはなにかを一緒に探して見つけていきます。人によっては誰かに話を聞いてもらうことですっきりしたと感じるかもしれませんし、好きなことに夢中になったり横になって休んだりすることがいいのかもしれません。あるいは数日間は体調不良だから仕方ないと割り切ってしまう方法もあると思います。

症状に適切に対処していくには

このときに気をつけなければならないことは、健康な人の価値観を押しつけることは決してしてはならないということです。健康な人であれば、好きなテレビ番組を見たり音楽を聴いたりすることがストレス解消になることもあると思います。しかしこれは精神疾患をもつ患者には当てはまりません。精神疾患をもつ患者は被害妄想を抱くことがあり、例えばテレビで放映されていることをすべて自分に関連づけて考えてしまって、かえって症状が悪化することもあるからです。

これは読書や音楽鑑賞などにも当てはまります。読書をすると気分転換になる人は多いですが、精神疾患をもつ患者は読書ができない人が少なくありません。なぜなら読書をするほどの集中力を保てないからです。活字を5分間読むということも難しいケースがあり、私は精神疾患をもつ人に読書を勧めることはほとんどありません。

幻聴や不安などの症状を軽減させる方法も、患者一人ひとりによって異なります。例えば幻聴がひどい場合、外出すると他人の話し声がすべて自分に対する悪口に聞こえることがあります。そのような場合は、一つの方法として外出するときは必ずヘッドフォンをして音楽を流すようにして、他人の声ができるだけ耳に入らないように工夫することができます。

あるいは注察妄想といって、絶えず誰かに監視されていると思い込んでしまう妄想があります。この場合は外出時にサングラスなどを掛けることによって、物理的に他人の視線を遮ることで症状の軽減を図ります。またどのような妄想や幻聴であっても外出時は混雑した時間帯を避けたり、やむを得ずに外出するときはタクシーを利用したりすることも有効です。

頓服薬を適切に使用することも対処方法の一つです。精神科の病気では毎日決まったタイミングで服薬する定時処方に加えて、頓服薬が処方されていることがよくあります。頓服薬を使用するタイミングとしては不安時、不穏時、不眠時などですが、患者のなかには頓服薬を正しく使えない人が多くいます。なぜかというと不安や不穏などの状態に自分自身で気づくことができなければ、頓服薬を使う必要性すら感じないからです。

そのような場合は、頓服薬を使うタイミングを具体的にアドバイスします。生理前に体調を崩す人には生理前でイライラしたときに服用する薬、幻聴が2時間以上続いたときに服用する薬というように具体的にアドバイスをするのです。外出時や公共交通機関に乗るときに不安を感じる人は、頓服薬をお守り代わりにもたせることで症状が悪化しないこともあります。

生活保護費の残高が体調に直結も

患者の症状が悪化する要因のなかでも、ストレス要因と生活リズムについては特に看護師が深く関われる部分です。ストレス要因には経済的な問題も含まれますが、精神疾患をもつ患者で経済的な問題によって体調を崩す人は非常に多くいます。

例えば生活保護の人は毎月生活保護費を受給しますが、受け取った途端にたばこやパチンコなどで一気に使ってしまう人がいるのです。すると月の後半になると所持金が数百円しかないなどということもあり、病院を受診するバス代さえ出すことができなくなってしまうことがあります。そうすると受診をしないことによって症状が悪化したり、本人も金銭的な不安から体調を崩したりなどで症状がどんどん悪化します。

この場合、私たちがお金を貸せばいいかというとそのようなことは決してすべきではありません。たった一度のことであっても、金銭のやりとりによって依存を生むきっかけにもなるからです。そうではなく行政など適切な関係機関と連携し、金銭を適切にコントロールできるようにサポートします。

例えば生活保護であれば行政の担当部門と相談し、1カ月ではなくて1週間単位でお金を渡してもらうように調整することができるかもしれません。生活保護でなければ、社会福祉協議会などの担当者に管理してもらうこともできると思います。反対に相続などでまとまった財産があるものの、病的に気分が高揚してしまう躁状態になると散財してしまう傾向があるような人は、司法書士や弁護士を頼ることで後見人制度の利用を検討してもいいはずです。

このように病気によって金銭管理ができない患者に対して、必要な関係機関などにつなげていくことも訪問看護師の重要な役割です。金銭面が整うことで、受診を怠ることも減りますし、安定して食事を摂ることもできるようになるなどすべてが整うきっかけにもなるのです。

日中の家事は2つまでというルール

活動のキャパシティを超えて疲労を感じると、幻聴などの症状が出る人もいます。そうした場合はキャパシティを把握したうえで、できることを具体的に示すことが必要になります。例えばすべきことに優先順位をつけて、1日にやるのは上位2つまでなどと患者と一緒にルールを決めることも有効です。

時には精神疾患をもつ患者による子どもの虐待事例などもあります。例えば母親が統合失調症やうつ病を煩っていて、子どもに虐待をしてしまう場合などです。病気をもつ親の場合、健常な親と比べてキャパシティが小さいことがあります。薬を服用していると、どうしても日中に眠気を感じたり疲れやすくなったり、集中力の低下にも影響したりします。

そうかといって、病気をコントロールするために服薬をやめるわけにはいきません。このようなケースではなによりも虐待を防止したり育児を優先したりしてほしいため、必要以上に家事などを頑張らないようにアドバイスします。日中掃除や洗濯、料理などをするだけでグッタリしてしまう人もいて、その場合夕方子どもが帰ってきたときに、苛立ちや怒りがすべて子どもに向けられてしまうことにもなります。このような人に対しては、夕方に余力を残しておくために日中は家事を2つまでしかやらないように一緒にルールをつくっていきます。

認知行動療法やSST、アサーションなどを取り入れる

対処方法を考えるなかで、認知行動療法や社会生活技能訓練（SST）、アサーションなどを行うこともあります。

認知行動療法は物事の考え方や受け止め方の偏りを修正して気持ちを楽にする心理療法の一つです。また、社会生活技能訓練は自分自身でストレスに対処したり問題解決を図ったりするスキルの習得を目的に行われるリハビリテーションの一つであり、SSTすなわちソーシャルスキル・トレーニングと呼ばれることもあります。そしてアサーションは、相手を傷つけないように自分自身の主張をするためのコミュニケーションスキルのことです。これらの療法も薬物治療以外で患者の症状を改善させることに有効なことがあります。

私たちは必要に応じて、これらの治療法を組み合わせて患者に提供しています。これらの治療法は、病院内で入院患者を対象としても行われています。病院内でSSTを行うときのやり方の一例としては、3～4人の看護師と8人くらいまでの患者がグループになってリーダーや副リーダー、書記などを決めて、日頃困っている会話のやりとりなどを話し

合います。

例えばある人が喫煙所に行くたびにたばこを求められて、断りきれずに毎回同じ人にたばこを取られてしまうという悩みがあったとします。その悩みに対して、ロールプレイ学習で患者同士が演じるのです。本人が当事者役をしてほかの人が取り上げる相手役を演じることで、状況を再現します。さらにその際にどのような会話があったかも、すべて黒板などに書き出します。

次にこのときの状況に対してどうすればいいか、皆で意見を発表し合います。ある人はこのように反論すればいいと言うかもしれませんし、別の人はその時間に喫煙所に行かないようにすると言うかもしれません。出た意見のなかから本人にできそうなものを選んでもらい、その選んだ答えを反映させて再びロールプレイをやり直すのです。それでうまく断ることができたら、皆でそのことを評価したり褒めたりして、次回に同じ状況になったら、今日の提案を実践してみて次回のＳＳＴで報告してほしいと話します。このようなトレーニングを繰り返すことで、トラブルが発生したときに適切に対処する方法を学ぶのです。

入院中はこのようなグループワークを行うことができますが、訪問看護では病院のようなワークはできません。そのため私たちはマンツーマンでもできるようにアレンジして、認知行動療法やＳＳＴなどを在宅でも実施しています。

例えば精神疾患をもつ患者が通う作業所で、ほかのメンバーから少し気になることを言われたとします。すると言われた内容がどのようなものであれ、もうここへ来るなと言いたかったのだと極端に被害的に解釈し、実際にそのまま作業所に通うのをやめてしまう人もいるのです。

このような場合は認知行動療法の考え方を用いて、受け止め方の偏りを修正するサポートをします。例えば疲れていたので悪く受け止めてしまったけれど、本当はそういう意味で言ったのではないかもしれないとネガティブ思考の修正を促すのです。

たった一つの成功体験が患者には大きな励みになる

あるいはＳＳＴ的な働きかけとして、嫌なことを言われたときにどのように反応すべきかをロールプレイすることもできます。なにも言い返せずに帰ってきたら不快な気持ちは消えませんが、自分の思いを正しく伝えられたらネガティブにならずに済んだかもしれないからです。マンツーマンになるため病院のようにはできませんが、このような伝え方があるけれど、あなたならどのように伝えられそうかやりとりを繰り返すことで、適切に対処できるようになることもあるのです。

もちろん健常者である私からのアドバイスを、患者が必ずしも実行できるとは限りません。そのためいくつかの対処法のパターンを示して、そのなかから本人なりにできそうだというものを選んでもらいます。そして次に言われたときは選んだ選択肢を実行してみるように伝え結果を報告してほしいと話します。

このような取り組みをしたからといってすぐには解決しません。何度ロールプレイをしてもなにも言えず、悪いことばかり考えるということだってごく当然にあります。しかしもしかしたら何度も繰り返すうちにある日、頑張って一言だけ、相手に気持ちを伝えてみたらうまくいったということがあるかもしれないのです。それは1年後かもしれないし2年後かもしれません。しかしたった一つでも成功体験をつくることは、患者にとって大きなプラスになるのです。

このような繰り返しによって、次からなにか嫌なことがあっても作業所を辞めたり休んだりするという選択肢ではなく、ほかの選択肢を選ぶことができるようになります。嫌なことに対して気持ちを伝える方法を学べば、作業所に行き続けることができるようになるかもしれないのです。それこそが看護師が関わる大きな目標といえます。

精神科看護では、ケアの成果を実感できるまでに長い時間が掛かることがほとんどです。それどころか長い年月を費やしても、なにも変わらない患者だって少なくありません。それは病気の特性から考えれば仕方がないことだともいえます。

ほかの診療科と異なる点はすぐに成果を求めないこと

ケアの効果が出るまでに長い年月が掛かる精神科患者と関わる訪問看護師には、粘り強さや根気が求められます。また、看護師自身が感情をコントロールすることも必要です。熱心なあまり患者に対して期待をもち過ぎてしまうと、やりがいを感じることができずに燃え尽きてしまうことがあるからです。そのため私はステーションの看護師たちにいつも気長に待つようにと話しています。自分たちが気長に関わるなかで、もしかしたらいつか小さな一歩があるかもしれません。すぐに成果が見られなくても、根気比べのつもりで関わるくらいがちょうどよいとも思っているのです。

こうした点は、精神科以外の診療科のケアとは大きく異なるかもしれません。ほかの診療科で関わる患者はメンタルが健康な人ですから、健康になるためのアドバイスをすれば、それを受け入れて実践してくれる確率ははるかに高いと思います。ほかの診療科しか経験がない看護師は、患者は看護師のアドバイスを受け入れるのが当然と思い、精神科患者にも同様に接することがあります。しかしそれは精神科患者にはふさわしくないことがほとんどです。

また、精神科領域では度を越えた関わりもタブーです。精神科患者の治療の最終目標が、地域で自立した生活を送れるようになることだとすれば、看護師が関わり過ぎることで依存を生んだり自立を妨げたりするリスクがあるからです。認知症の高齢者など、生活面を全面的にサポートしなければならないような患者と精神疾患の患者とでは関わり方が異なります。私たちが目指すのは患者の自立ですから、なにからなにまで手を出してしまうことは患者のためにはならないのです。

最終的なゴールである地域での自立を目指して

このように精神科訪問看護師は、薬物療法以外にも多くの面で患者をサポートしています。患者が自分自身で症状を自覚し、自分でコントロールする力をつけることを目指して、さまざまな方法でアプローチを続けているのです。患者によっては認知行動療法が助けになることもあれば、SSTやアサーションが有効なこともあります。またこれらの治療法だけではなく、病気に関する知識をもつためのアドバイスも必要になります。

病院であれば、薬物治療と環境や生活のリズムを整えることで症状を改善することが可能です。自宅でも病院のように良い状態を保つためには、生活面や考え方、楽しみ、強みなど、その人の特性を活かしたあらゆる試みが重要になります。すべてを包括的に見ていくことが、訪問看護師には求められているのです。

体調不良の兆候が現れたら、最初のうちは看護師のほうからアドバイスすることもあります。しかし自立を目指すなかで、やがては患者自身がこのような対応を取れるような力をつけることをサポートします。症状悪化の兆候に自分で気づくことができれば、少し早めに休むようにしたり頓服薬を飲んだりなど対処ができます。そのような対処法が自然に取れるようになると、今後なにか新しい刺激が加わっても、あるいは社会でストレスを感じることがあっても人間関係などを維持できるようになるのです。

病院では退院が一つの目標になりますが、訪問看護の場合は精神疾患があっても引きこもらずに、より健康的に社会とつながっていくことが目標になります。そしてそこを支援するのが私たち訪問看護師なのです。精神疾患が完治することは難しいことですが、病気をもちながらでも社会でしっかり生活することは可能です。昨今は、政府も障害者枠の雇用などを推進しています。私たちの関わっている患者のなかにもそうした枠で採用され、継続して働き続けている人もいます。精神疾患があってもきちんと社会とつながることはできるのです。

一流企業に勤めながらも双極性障害を発症したHさん

病気をもちながらも上手にコントロールし、地域とつながって社会生活を営んでいる患者もいます。

双極性障害を煩うHさんは、もともと名門大学を出て一流企業に勤めていた非常に優秀な人でした。しかし頭が良いせいか少々理屈っぽいところがあり、人間関係でたびたび衝突を起こすことがありました。会社でも人間関係のトラブルが絶えず、あるとき上司から呼び出されて長時間責め立てられたことをきっかけにうつ病を発症してしまいました。

うつ病を発症してからは、強い恐怖心のため会社に行くことができなくなって退職を余儀なくされてしまいます。そのあとはなかなか病状が良くならず、何度も入退院を繰り返すようになりました。向精神薬のなかには長年服用を続けていると、薬の影響を受けやすくなってしまうものがあります。薬によって気分が上がったり下がったりすることを繰り返すうちに、少し薬を飲んだだけで躁状態になったり、反対に少し薬を減らした途端にうつ状態になるなど影響が出やすくなることがあるのです。Hさんももともとはうつ病だったものが、私たちが関わる頃にはさらに状態が悪化して双極性障害を発症していました。

頭の回転が早く弁も立つタイプだったHさんは医療に対しても非常にシビアで、どの病院に行ってもカルテ開示などをしていたようでした。医療に対してあまり信頼感をもっていない様子もあり、医療者と信頼関係を構築するのが困難なタイプでもあったのです。あちこちの病院を転々として、トータルで10回以上も入退院を繰り返していました。

しかしそうしたなかで最後にある大学病院で非常に信頼できる医師に出会え、その医師を主治医としてようやく納得して治療を任せることができるようになったのです。その医師は非常に細かい薬の調整をしてくれたので、Ｈさんはその医師が処方する薬ならば安心して飲めるようでした。

少し改善すると急に何十社も面接を受け始める

ところが信頼できる主治医に出会って服薬コントロールができるようになったのはいいものの、Ｈさんはもともと自分の能力をとても高く評価するタイプです。そのため少し状態が良くなるとすぐに無理をして、体調を崩してしまうことがたびたびありました。例えば薬を飲んで少し体調がよくなると、急に何社も面接を受けたりするのです。それも１週間の間に何十社も受けるなど行動が極端で、私たちが無理しないようにと言っても聞く耳をもたない様子でした。

そのように無理をすると案の定そのあと寝込んでしまい、私たちが訪問すると鍵を開けにドアまで歩くこともできなくなってしまうほどでした。なんとかドアを開けてもらって室内に入ると、何日もカーテンを開けずに真っ暗な部屋の中でゴミに埋もれてHさんが倒れ込むように寝ているという状態でした。このように良くなっては無理をしてまた何日も寝込むという生活を、Hさんは何年も続けていたのです。

しかし何年も掛けて根気強く関わりを続けていくなかで、次第に服薬や活動をコントロールできて症状が落ち着くようになっていきました。私たち訪問看護師に対しても最初の頃はどちらかというと試すような態度だったものが、少しずつ心を開いて信頼してくれるようになっていたのです。私たちはどれほど本人に悪態をつかれても訪問を継続し、例えばうつ状態で起き上がれないときには食事面からゴミ出しまで小さなことも本人をサポートします。こうした取り組みを年単位で続けるなかで、少しずつ私たちのアドバイスも受け入れてくれるようになったのでした。

双極性障害の患者で避けたいのは、一気に気分が上がったかと思うと反対に一気に気分が落ちるという極端なアップダウンを繰り返すことです。もちろん人間は誰しも気分の落ち込みや変化があるものですが、双極性障害の人は落差が極端なのです。そのため気分のアップダウンをいかにして緩やかにするかが、治療の大きな目的の一つでもあります。気分のアップダウンが緩やかになれば、やがて社会復帰できる可能性も出てくるからです。

Hさんのケースでは5年ほどの時間を掛けて少しずつ薬で体調を整えて、気分のアップダウンも徐々に緩やかになっていきました。同時に睡眠リズムも整って、きちんと夜には眠って朝になれば起きられるようになっていったのです。こうなるとHさんの希望だった再就職も視野に入ってきます。Hさんは病気によって退職や離婚を経験するなど人生が大きく変わってしまったため、再び仕事を見つけてできれば人生のパートナーも見つけたいなど、できるだけ元どおりの生活に近づくことを強く希望していました。

数年掛かりで症状をコントロールし、見事大手企業に就職が決まる

感情のコントロールができるようになって生活リズムが整ってきたHさんは、再び就職活動をスタートしました。簡単な道のりではありませんでしたが、50社以上の面接を受けて、最終的に障害者枠で大手企業の採用を勝ち取ったのです。本人は大喜びし、私たちスタッフも自分のことのように喜んで、皆でHさんに祝福の言葉を送りました。入社後は順調

に仕事を続けていき、最終的に週5日の勤務ができるようになって訪問看護は卒業になりました。

Hさんからは訪問看護を継続してほしいという希望もありましたが、仕事をしていると訪問看護とスケジュールを合わせることができなかったので、話し合いの結果外来通院を優先するために訪問看護は終了となったのです。

訪問をどのタイミングで終了とするか、また訪問終了後の患者との関わりに関してはステーションによってさまざまな考え方があると思います。しかし私は訪問看護の契約が終了したあとは、契約外で個人的なやりとりなどはするべきではないと考えています。なぜなら精神疾患をもつ患者のなかには、看護師に対して依存したり執着したりする傾向がある人がいるからです。私は精神疾患をもつ患者に対する治療のゴールは〝自立〟であると考えているため、契約を終えたあとにいつまでも関わり続けることは自立を妨げるリスクがあると思うのです。

そのため、私たちは基本的に契約終了後に個人的にやりとりをすることはほとんどありません。看護師として関わるときは全力でサポートし、それ以外は距離を保つことで、患者には困ったときに自分で対処できる力をつけてほしいと思っているからです。

ASDでトゥレット症候群のI君のケース

精神疾患には基本的に何十年にわたって付き合う必要のある病気が多いのですが、そのなかでも健常な状態に回復し社会復帰できる可能性が高いのは、早期に関わることができた発達障害です。10代など早い時期から適切なサポートを受けることで、子どもや思春期の発達障害は健常な状態になる可能性を秘めていると感じています。I君がまさにそうした例の一人です。

初めて私たちが関わったとき、I君は中学生でした。ベースには自閉スペクトラム症（ASD）があり、同時にトゥレット症候群をもつ患者でした。トゥレット症候群とはチック症が重症になったもので、多種類の運動チックと一つ以上の音声チックが1年以上続きます。I君のケースでは意図せずに言葉や音を発してしまう音声チックや感覚過敏、強いこだわり、季節の変化による不調などがありました。またこうした症状だけではなく、自分自身を叩いてしまうなど自分を傷つける症状が強く出るタイプのトゥレット症候群でした。

またASDの面では、母親に対する執着や密着が異常なほど強い傾向がありました。発達障害をもつ子どもは、幼少期に母子の愛着形成がうまくいっていないケースがあります。愛着形成とは、幼少期に親などの信頼できる人間との間に愛着を形成することです。愛着が形成されればそこを心の安全基地として外の世界を探索し、やがて成長とともに自立していけるのです。

引きこもりで昼夜逆転生活が続く

I君は幼少期の愛着形成がうまくいかなかったためか、中学生になってからも母親に抱きついたりキスしたり、乳房を幼児のように触りたがったり母親に対する異常な密着がありました。当時すでに体も大人に近いほど大きかったI君からの異常な密着は、母親にとっても大きな負担となっていました。

訪問看護が入った当初は昼夜逆転生活で、夜通しネットゲームをしては朝になると眠るという生活をしていました。そのため私たちが日中に訪問しても起きているI君に会うことはできず、最初の頃はただひたすら母親と話している状態でした。I君はとても自己肯定感が低く、看護師に対する否定的な発言もありました。

何人か看護師を交代して訪問を継続しましたが、なかなかＩ君は心を開いてくれません。しかし私のステーションにいる児童心理学に詳しい男性看護師が訪問するようになって、少しずつＩ君の態度に変化が見られるようになりました。

その男性看護師が行った方法は、初めはまず信頼関係を形成するというものです。しかも相当な時間を掛けて、信頼関係を築いていきました。彼はゲームが得意だったので、ゲームを通じて子どもと仲良くなることもありました。Ｉ君との関わりでもゲームやさまざまな遊びなどを通して関係性を築いていって、やがては母親だけではなく訪問時に本人ときちんと向き合って話し合いができるようになったのです。

理学療法士になりたいと願い、専門学校に合格を果たす

看護師が自分にとって安心できる大人であることを理解すると、Ｉ君はどんどん自分の心の内を話してくれるようになりました。Ｉ君は引きこもって昼夜逆転生活をしながらも、本音では普通に生活をしたり友達や彼女をつくったりしたいと思っていました。

そしてその気持ちを少しずつ、担当の男性看護師に伝えられるようになったのです。I君の希望を聞いた男性看護師は、I君の希望を叶えるべくさまざまな制度についても調べました。彼はもともと発達障害をもつ子どもが通いやすい学校や発達障害の子どもをサポートするサービスに非常に詳しく、I君にふさわしい学校なども一生懸命調べていました。そしてさまざまなサポートを活用しながら伴走を続けた結果、I君は無事に通信制の高校への進学が決まったのです。

I君が高校に進学するという報告を受けて、私は耳を疑いました。訪問を始めた当初の様子からは、まさか高校に進学できるようになるとは思いもしなかったからです。しかしこの頃には母親に対する異常な密着も少しずつ和らいでいき、自分のできる範囲でさまざまな活動にも挑戦できるようになっているようでした。

入学後は友達が欲しいと言って、他人とどのようにコミュニケーションを取ればいいかなどを看護師に相談してくるなど、どんどん社会性が拡大していく様子が見られました。同時に、感覚過敏やチック症状が軽くなっていき、積極的に外出もするようになったのです。さらに驚くべきことに、高校入学後はアルバイトまで始めました。チック症が出ていないのか尋ねると、日常生活に支障はないくらいにまで減ったとのことでした。おそらく不安感が和らいでくると、チック症状も目立たなくなっていったのだと思います。

通信制高校への進学、アルバイトの経験などいくつもの挑戦を経て今、I君は自分の夢に向かって歩き出しています。将来は理学療法士になりたいという夢を抱いて、そのための専門学校を受験して見事に合格を勝ち取ったからです。今は毎日専門学校生として、理学療法士になるための勉強に励んでいます。夢に向かって努力しているI君はキラキラと輝いていて、昼夜逆転しながら引きこもってゲームばかりしていた頃とは別人のようです。

早期に治療を始めた発達障害は改善の可能性が高い

このように子どもの場合は適切な関わりによって、良い方向へ導ける可能性が十分にあります。子どもは成長途上にあり症状も固定化していないため、中学生や高校生、遅くとも大学生くらいまでの時期に、環境を整えて理解のある人が周囲でサポートすれば、良い方向に進む可能性を十分にもっているのです。反対にこの時期に周囲の理解や適切なサポートが得られないと、大きな負荷が掛かって統合失調症やうつ病など二次的に生じた精神疾患に進んでしまうリスクもあります。

この時期の患者を預かるというのは、精神科の訪問看護師にとっても非常に責任の重い仕事です。しかし責任が重いと同時に、それは大きなやりがいがある仕事ということもできます。適切な関わりによって、患者が学業に復帰できたり社会生活を送ったりできるようになったときの喜びは、何物にも代えがたいからです。

成人の場合であれば依存を生むことを避けるために、訪問契約終了後は個人的な交流は行いませんが、子どもの場合は少し事情が変わります。子どもの場合は成長過程によっては依存を生む可能性は低いため、必要に応じて長く見守ることもあります。

例えば、無事に学校を卒業することができた生徒で、看護師が卒業式に一緒に出席したこともあります。時間を掛けて学校に戻ることはできたものの、クラスでほかの生徒と一緒に卒業式を迎えることは難しかったので、看護師が付き添って体育館の上のほうから卒業式の風景を見ることによって出席としたのです。あるいは学校の先生からＳＯＳが入り、授業中に見守りをしたこともあります。患者によっては授業中に不安定になってしまうことがあるため、万が一のときは看護師が対応できるように教室の隅で見守りながら、なんとか授業を受けていました。

また無事に学校を卒業して進学しても、新しい環境になじめずに再び引きこもりに戻ってしまうこともあります。せっかく外に出られるようになったのに再び引きこもりにならないように、新しい環境になじめるまでは回数を減らしつつも定期的なサポートを行います。このように子どもに対するサポートは、大人に対するよりもより密接に関わるという特徴があるのです。

オーバードーズを繰り返していたＡＳＤのＪさんのケース

もう一人、訪問看護師が関わることで社会生活を取り戻すことができた思春期の患者がいます。ＪさんはＡＳＤで、感覚過敏や疲れやすさから気分の波が激しく、薬を大量に摂取するオーバードーズをしたり、母親に対して感情をぶつけて詰め寄ったりするなどのトラブルを繰り返していました。母親もＪさんに対してどのように対処してよいか分からずに、17歳のときに訪問看護が入りました。

Ｊさんの家庭は非常に裕福で、Ｊさんは子どもの頃からバレエを習ったり海外に留学したりと恵まれた環境で育ちました。その一方で母親が過干渉なところがあり、年齢に応じた適度な関わりができないなどの問題も抱えていました。年齢的にも私たちが訪問を始めたときは17歳と非常に多感な時期で、非常に賢い人だったものの感覚過敏やストレスによる疲労感から体調を崩すことがたびたびありました。

苛立ちを母親にぶつけることもあったのですが、その際の母親の受け止め方があまり適切でないことがありました。いくつものストレスを抱えるなかで、次第に死にたいと思う希死念慮に悩まされたりオーバードーズを繰り返したりして入院が必要になってしまいました。退院時に希死念慮が再び起こらないように見守る必要があることや、家族関係の調整が必要であることなどから私たちのところに訪問依頼が来たのです。

母親との関係性に課題が見えてくる

実際に自宅を訪問して家族関係を観察していると、やはり母親との関係性に問題があることが見えてきました。過干渉なことに加えて、Jさんの言動に一つひとつ過剰反応してしまうのです。例えばJさんが死にたいというようなことを口にすると、本人を支えるよりも先に母親のほうがパニック状態に陥ってしまうこともありました。

Jさんのところに訪問看護に入ってからは、とにかく本人の気持ちに寄り添う姿勢で傾聴することから始めました。Jさんはとにかく自分に自信がなくて、ネガティブ思考でなんでも悪いほうへとらえてしまうほか、すべてを減点方式や白黒はっきり分けてしか考えられない傾向がありました。

そこでまずはそのような考え方の癖があることを、本人に気づいてもらうことからスタートしました。約1年の時間を掛けて減点方式ではなく加点方式で考えたり、白黒ではなくグレーゾーンをもったりできるようにサポートしていったのです。

本人に対して意識のもち方を変えるサポートをするのと同時に、母親に対するアドバイスも行っていきました。母親には過干渉な傾向があることに気づいてもらったうえで、本人に主体性をもたせて見守ることの必要性を説明していったのです。また母と娘でトラブルが発生したときは、両方から言い分を聞いて気持ちを伝え、上手にコミュニケーションを取るための方法を双方にアドバイスしました。母親も看護師から伝えられたアドバイスを実践しようと努力してくれて、Jさんと母親両方に働き掛けることによって親子関係も少しずつ改善していきました。

医者になりたいと努力の甲斐あって医学部に合格

１年以上継続して関わるうちに、次第にＪさんのなかに自己肯定感が芽生えるようになりました。そして自分に自信がもてるようになると将来のことも希望をもって考えられるようになり、大学受験に挑戦したいという夢を抱くようにもなったのです。しかも東京大学の医学部を志望というのだから驚きです。

担当看護師から東大医学部を受けると聞いたときは、私は驚いてさすがにすぐには応援できないと感じました。調子が良くなったとはいえまだ薬は手放せない状態でしたし、またいつ希死念慮が再燃するかも分かりません。またどれほど賢い子とはいえ、薬の影響によって体に負荷が掛かって、頭が完全に回らないことも考えられたからです。

しかし担当看護師は全力でサポートするから応援しましょうと言って、実際にＪさんの受験を全力で応援しました。目標ができてからというものＪさんは気分の波が軽減し、また外に出掛けるなど活動ができるようになったおかげで体力がついて疲れやすさも改善していきました。

そうなってくると看護師への相談内容にも変化が見られるようになりました。希死念慮や母親とのトラブルの相談ではなく、勉強のモチベーションを維持する方法や他人とのコミュニケーションを上手に取る方法など、相談内容が良い方向に変わっていったのです。

東大医学部を受験すると目標を決めてから、Jさんは一度も怠薬することなく、また希死念慮が再燃することもなく目標に向かって全力で努力しました。そしてなんと、東大は無理だったものの見事医学部に合格することができたのです。

合格の知らせを聞いてJさんや家族はもちろん私も担当看護師も、ステーションのスタッフ全員で飛び上がらんばかりに大喜びしました。私は喜びのあまり興奮気味になって、担当の男性看護師にJさんはあなたを余裕で超えてしまったねと声を掛けると、その男性看護師もうれしさをこらえきれない様子で、子どもたちは皆私を踏み台にして成長していくのだと冗談めかして答えたのでした。

Jさんのケースでは母親とJさん自身からの強い希望で、大学入学後も月に1回ペースで訪問していました。慣れない学校生活の悩みなどを担当看護師に相談したかったのだと思います。しかし次第に勉強や友人関係が忙しくなり、私たちから見ても大丈夫だと判断したため訪問は終了となりました。このように関わった子どもたちが訪問看護のサポートを必要としなくなり、自立して社会へ戻っていくまでに寄り添えるのは訪問看護師としてこれ以上ない喜びでありやりがいです。

多職種チームで患者を支える訪問看護

このように地域でさまざまな患者と関わることができるのは、訪問看護師ならではのやりがいです。実際に私のステーションで働く看護師は、地域で一人ひとりの患者とじっくり向き合ったり、多職種でチームを組んで患者を支えたりする訪問看護師という仕事に大きなやりがいをもっていると言います。

例えば、循環器内科や小児科、冠疾患集中治療室などを経験し、看護教員や精神科経験も長いベテラン管理者は精神科訪問看護のやりがいについて、患者をサポートするために必要なチームをコーディネートできるのは、身近に寄り添える看護師だからこそできることであると話しています。

実際に、訪問看護師がカンファレンスなどに積極的に同席して、患者を中心としたサポートチームが形成され、それぞれが専門性を発揮しながら患者をサポートできるようになります。こうしたコーディネートは訪問看護師が関わるからこそ可能になるのだと私も感じています。

また精神科看護は一進一退を繰り返す患者との長い関わりが必要な仕事で、チームでのサポートがうまくいって患者の安心や自信、希望につながったときは何物にも代えがたい喜びを感じるとも言っていますが、私もまったく同感です。訪問看護はまさしく、地域における多職種連携の重要性やそれに伴うやりがいを日々実感できる仕事にほかならないからです。

患者が過ごす生活の場で、一人ひとりとじっくり向き合えることも訪問看護ならではの醍醐味です。精神科の病棟や外科系診療科を経験して、新たに訪問看護へ関わるようになった新任看護師は〝患者〟という肩書きを外して、その人らしくいられる場面に関われるのは訪問看護師ならではであり、なによりこれほど時間を掛けて一人の患者とじっくり向き合えるのは、病棟ではなく在宅ならではのことと訪問看護に関わるようになった動機を教えてくれました。

成長過程にある小児に関われるのは、言葉に尽くせないほどのやりがいに

I君とJさんのケースを担当したのは発達障害や児童心理に精通した男性看護師で、今は私のステーションで小児分野の担当として活躍しています。彼の能力やスキルは病棟ではなく、地域だからこそ発揮できたものだと私は考えています。彼はいつも精神的、身体的な成長や変化が大きい時期の小児に関わることができるのは、非常に責任が重い仕事だけれどその反面、語り尽くせないほどのやりがいがあると話しています。

病院とは異なり関わる期間が長い訪問看護では、患者が成長していく様子を間近に見ることができます。小学生から中学生、高校生と成長するにつれて自分の考えを話せるようになったり、物事を客観的にとらえられるようになったりすることもよくあります。引きこもりの生活環境から通学できるようになったケースなどでは、もともと病気の症状に関する相談だったものが人間関係や進学など、自己実現をサポートするための相談に変わる

など、本人の成長を感じることができるのです。

家族関係では利用者と両親がうまく関係性を築くことができずにトラブルになるケース、あるいは学校でクラスメイトや教師などとトラブルになるケースなどもあります。そうした際には看護師が橋渡し役となって、関係性の再構築や対処法の検討を行います。家族や教員、福祉などさまざまな関係者と連携し、患者が学校に居場所をもてるようにしたり、家族の関係性が改善したりするのを感じられるのは大きなやりがいにつながります。

最後まで見捨てないのは、地域にいる者の使命感があるから

もちろん状態が安定しない患者もいるなかで、全員から感謝されるわけではありません。むしろその反対で、訪問看護師のことを煩わしいと思う患者も何割かはいます。病気の自覚がなく治療の必要性を理解しない患者からすれば、私たちは単なるおせっかいでうるさい存在に過ぎないからです。

しかしそれでも私たちが誰一人諦めずに最後まで寄り添い続けたいと思うのは、地域に

いる医療者としての使命感です。病院は急性期の患者を一生懸命治療します。そして急性期を脱した患者を誰かが地域で受け止めなければ、患者は安心して戻ってくることはできません。

急性期の医療から引き継いで、地域で生活を支えることができるのは私たちしかいません。もちろんさまざまな職種が関わりますが、毎週のように継続して訪問し、患者のいちばん身近にいるのは看護師です。行政においても病院においても、自宅での患者のことを知りたいと思ったら真っ先に私たちのところに問い合わせをくれます。それにしっかり答えられるのは、やはり訪問看護師といえます。

患者の状態を安定させて、できるだけ入院せずに地域で過ごせるようにサポートすると同時に、地域の人たちとトラブルがないように見守るのも私たちの役割です。患者の症状によっては、周囲の人たちに間接的なトラブルを起こしてしまうことがあるからです。

例えば病気が原因で片づけられずに、自宅がゴミ屋敷になってしまう患者もいます。状況によっては、地域の人は患者を恐れるあまり、迷惑を掛けられてもそれを伝えることができないこともあります。そのようなときに恐れず患者宅に足を踏み入れて、片づける必要性を伝えられるのは私たち看護師だと思うのです。

私たちは精神疾患に関する深い知識と経験をもっているため、どのように患者と関わり対応すればよいかを知り尽くしています。患者がなぜ悪くなっているのか、どうすれば改善することができるのかおおむね分かりますし、一時的に暴力的であったとしてもそれが永遠に続かないことも知っています。また、必要に応じて主治医と連絡を取って、薬の調整を打診することなども可能です。

縁の下の力持ちとして患者の人生を支える

私自身、歩く姿や顔つき、言動などでおおよその疾患は分かりますし、未治療なのかある程度は治療が入っているのかも分かります。また症状が副作用によるものかそうでないかなども、患者を見るとおおよそは理解できるのです。そのため患者に対して、恐怖などを感じることは滅多にありません。

しかし、地域の人はそのような医療的背景がないため、患者を目の前にしてただ恐怖を感じるだけだと思います。そこで患者に対して一歩踏み込んだ関わりをして、トラブルを起こさずに地域へとつなぐことができるのは訪問看護師しかいません。その意味で私たちは、精神疾患をもつ患者が地域で暮らすための最後の砦を守っている存在ともいえます。

精神科訪問看護という仕事は年単位の関わりが必要になる、根気のいる仕事です。それでも縁の下の力持ちとして患者の人生を支え、生活がより良くなったり健康を取り戻したり、進学できたり恋人ができたり、就職活動ができたりなど患者の人生に希望が見えたときの喜びと安堵は言葉にできません。だからこそ患者が入院せずに地域で暮らし続けられるために、私たちだからこそできることをこれからも根気強く続けていくことが大事なのです。

第6章

精神疾患をもつすべての人のケアを目指す

社会復帰、就労支援、発達障害児支援——

子どもの精神疾患や発達障害を家族ごとケアする

私が訪問看護ステーションを設立して、10年目の節目の年を迎えました。この10年間を振り返ると、精神疾患をもつ患者の在宅療養環境や精神科訪問看護の仕事も少しずつ変化をしてきたと感じています。政府からは、精神疾患にも対応した地域包括ケアシステムの構築の方針が打ちだされるなど、精神疾患をもつ患者が病院から地域へ移行する体制も少しずつ整いつつあるといえます。

一方で、まだまだ解決していかなければならない課題もたくさんあります。例えば私が課題を感じているのが、精神疾患患者の低年齢化や発達障害をもつ小児患者の増加です。地域で精神科訪問看護に関わるなかで、精神疾患をもつ患者の低年齢化を痛切に感じています。私のステーションは地域の中核となる小児病院と連携しているのですが、そこからの依頼を見ていると小学校低学年で統合失調症疑いと診断された患者の訪問依頼が来ることもあるからです。

これは、かつては信じられないことでした。私は病棟時代に当時としては珍しかった中学生の統合失調症患者に出会ったことが、人生のターニングポイントの一つになりました。しかし今や中学生どころか小学生の統合失調症も決して珍しくはないのです。

同時に、発達障害の小児患者も明らかに増えていると感じています。こちらも数が多いだけに問題は深刻です。発達障害の症状はさまざまですが、程度によっては両親に大変な負担がかかってしまいます。熱心な親ほど子どもの障がいを一生懸命理解しようとして、頑張り過ぎてうつ病になってしまうこともあります。

あるいは、発達障害の子どもをもつ親自身もなんらかの障がいをもっているケースもあります。親も医療者から見ればおそらくなんらかの障がいをもっている可能性が感じられるものの、本人が気づいていなかったり診断がついていなかったりするケースがあります。そうした場合、健常な親よりもさらに子どもとの関わりが難しくなり、障がいをもつ子どもを受け止められずに病んでしまうこともあるのです。

子どもに障がいがあり、その対応に悩んで親自身も機能しなくなってしまうと家庭全体が成り立たなくなってしまいます。私たちが関わるなかで、こうしたケースが非常に増えているように思います。小児科から訪問依頼を受けるときも病名はついていないが、おそらく母親は○○の傾向があると推定されて、親子双方に関わってほしいという案件が非常に増えています。

あるいは母親に対する訪問依頼を受けることもあります。そしてその母親が精神疾患を患ってしまった原因を考えてみると、その背景には子どもの病気や障がいがあることもあります。例えば子どもが自閉症で手が掛かり、大きなストレスを抱えた母親がうつ病になってしまったケースがありました。父親もいるのですが父親も診断はついていないものの なんらかの発達障害の傾向があり、夫婦で支え合って子どもの病気に対応するということができないようでした。

その結果、自閉症の子どものケアを一人で抱え込まなければならなくなった母親がうつ病を発症してしまったのです。このように親の訪問依頼で入ってみたら親子で障がいをもっている場合もあれば、子どもの訪問依頼で入ってみたら親にもケアが必要というケースが極めて増えています。この場合は家庭丸ごと関わらなければ、問題の根本的な解決にはなりません。

家族全体をケアしなければ負のスパイラルが続いてしまう

このように必要に応じて家族を巻き込みながら関わっていかなければ、病気による負の連鎖を次の世代にもち越すことになり、新たな世代の患者を生み出すことになってしまいます。精神疾患を抱えたまま成長した子どもはやがて大人になり、自分自身も子どもをもつことがあると思います。しかし親の心、特に母親の心が病んでいると、多くの場合子どもに影響が及んでしまうのです。

この負のスパイラルをどこかで食い止めなければ、精神疾患や障がいをもつ親によって適切な関わりを受けられなかった子どもがまた疾患を抱えるなど、患者が新たな患者を生む状況に陥ってしまいかねません。親が精神疾患や障がいをもっている場合、子どもに発達障害やパーソナリティ障害などが出たり、時には統合失調症を発症したりしてしまいます。あるいはなにかトラブルやストレスがあったときに、自分自身の体を傷つけてしまう子どもも少なくありません。

障がいの程度が軽度や中等度までの場合は、家庭環境や教育環境をその子に合ったものに整えてあげることで、問題なく過ごせることも少なくありません。そのため訪問看護師だけでなく行政・医療・福祉の関係者は、まずはその子どもがどのような環境であれば安心して過ごすことができるのかを、いち早く見つけてあげることが必要です。そのうえで子どもの特性や得意なこと、その子らしさが活かせることなどを長い目で見るなかで見つけてあげて、それとなく導く役割などが求められます。

しかし、大人になってから環境を整えたりその人の特性を見つけたりしても、子どものときと同じように改善することは難しいケースが大半です。子どものときに関わることができれば改善の可能性が高い人でも、同じことを大人になってから行って十分に効果があるとは限らないからです。また小児のほうがさまざまな関係機関に関われる点でも、サポートするうえで有利です。例えば子ども家庭支援センターや児童相談所、学校、保育所、発達障害に関わるデイサービスなどさまざまな関係部署が連携してサポートしたり、必要なサービスを入れたりしやすいのも小児ならではといえます。

自閉症の子どもに対する支援が足りていない

私は地域で多くの母子案件や家庭案件に関わるなかで、親と子どもの双方が障がいや精神疾患を抱える家庭を数多く見てきました。そうした家庭を見ていると日本はこの先精神疾患患者しかいなくなるのではないかとふと思ってしまうほどに、地域の状況は深刻です。

このような家庭にはいち早く、医療や福祉の手が入ることが必要です。早い段階で関わっていくことができれば、それだけ子どもを改善してあげられる可能性が高まりますし、適切な時期に適切に関わることができれば、家庭全体をより良い状態に改善することだって可能だからです。子どもが成人になったときに引きこもったり精神疾患を患ったりしないためにも、今すぐにでも地域において小児のケアを充実させなければならないと痛感しています。

発達障害を含めて小児に対するさまざまな福祉サービスは整いつつありますが、まだ不十分なこともたくさんあります。例えば自閉症の子どもに対する支援はまだまだ足りていません。自閉症の子どもを短期間預かってくれるショートステイも足りていなければ、放課後デイなどを利用するときに送り迎えしてくれる送迎サービスもまったく足りていないのです。

自閉症の子どもはどうしても、自閉症に対する適切な知識や理解がなければ関わることが困難です。例えば送迎中に、パニックを起こしたり騒いだりすることがあり得るからです。そのため単に移動をサポートするだけでは済みません。パニックに陥ったときに手が出てしまったり、予期しない行動をとる子どももいます。そのようなときに適切に対応するには、やはり対応できるスタッフが必要です。

そのため自閉症の子どもを受け入れるショートステイなどは限られていて、安心して預けられる場所がないのが現状です。本来ならば自閉症などをもった子どもこそ、安心して預けられる場所が必要だと私は考えています。なぜなら障がいをもつ子どもの親は365日24時間休む暇がないからです。

今は一時的な休息を意味するレスパイトケアという考え方があって、家族の介護や看病をする家族にも休息を取ってもらうことがとても大切だといわれています。介護や看病をする家族のほうが倒れてしまっては、介護される側も含めて共倒れになってしまいかねないからです。しかし自閉症の子どもの家族が利用できるレスパイトが少ないため、親たちはほとんど休息が取れないのが現状なのです。

自閉症の子どもを受け入れるレスパイトケアも不足していますが、自閉症以外の精神疾患や障がいをもつ子どもを受け入れる入院施設なども限られています。院内で教育プログラムなどもそろっている小児の専門病院では、外来受診ができるまで半年待ち、入院するまでも1年待ちというのが当たり前です。入院が必要で申し込んでも、実際に入院できたのは年が変わってからということがまったく珍しくありません。小児の精神疾患をしっかり治療するには時間も人手も必要ですし、医療だけではなく教育面や発達面からさまざまなサポートが必要になるからです。

小児に特化した専門部署の立ち上げを準備

このように簡単に入院することができない状況のなかで、地域で小児患者とその家族を支える訪問看護の責務はますます重要だといえます。また病院側から見ても、せっかく長い時間を掛けて回復できた患者が、自宅へ戻った途端に悪化したのでは元も子もありません。病棟で頑張っている医療者の努力を無駄にしないためにも、地域では私たちが責任をもって小児患者をサポートしていく必要があります。

このように精神疾患患者の低年齢化や発達障害の増加などを考えると、通常の精神科訪問看護の部門とは別に小児の精神疾患・発達障害を専門とする部門の立ち上げが必要です。幸い、すでに小児の精神疾患に強い看護師がいるため、彼を中心に特に小児に力を入れる部門を立ち上げたいと考えています。

これについてはあまりのんびりできません。すでに地域で困難を抱えている家族が多数いるからです。今はまず発達障害や小児に対応できる看護師の育成に取り組んでおり、ステーションにいるさまざまな看護師に小児案件や母子案件、家庭案件に挑戦してもらっている段階です。私や小児に強いほかの看護師がサポートしながら少しずつ経験を積んでもらい、キャリアとともに対応力を磨いてもらえればと考えています。

小児を担当できる人材が増えてくれれば、発達障害などの相談に乗れる窓口も大きくすることが可能です。それによって、地域で困難を抱える家族をもっと多くサポートできると思っています。

精神疾患をもつ患者の地域の居場所づくりも目標

小児患者への対応強化に加えて、精神疾患や障がいをもつ患者の地域での居場所づくりも今後の展望の一つです。長期在院日数の短縮という医療全体の施策や精神障害にも対応した地域包括ケアシステムの構築などにより、精神疾患をもつ患者の地域移行が積極的に進められています。日本は海外と比べても精神科の入院日数が極めて長いことが知られていますが、診療報酬の改定などによってその日数もどんどん短縮傾向にあります。私たちのような訪問看護師の存在など地域で患者を受け入れる体制が少しずつ整いつつあるからです。

一方で精神疾患をもつ患者が地域で暮らすためには、いくつものハードルが残っています。患者が地域で暮らすためのハードルの一つは住居です。精神疾患や障がいをもつ患者のなかには、家族関係の問題から退院後に自宅へ帰ることができない人もたくさんいます。そのような人の場合、自宅以外に別の住居を探さなければなりません。しかし、これは簡単ではないのです。

自宅以外に住居を探すとなると、同じように障がいをもつ人が集まって生活するグループホームかあるいは単身でアパートなどを契約して住むことになります。そして精神疾患をもつ患者が単身でアパートを借りるという行為は、非常にハードルが高い行為です。まだまだ一般の人のなかで精神疾患や障がいをもつ人に対する偏見は根強く、快く引き受けてくれる大家は多くはありません。

グループホームを活用して地域での自立を目指す

精神疾患をもっているというだけで賃貸契約を結ぶのは難しいですから、これに生活保護受給要素が加わればさらにハードルが上がります。現実的に契約を結べる住居を見つけるにはかなりの期間を要します。住むところがなければ、地域への移行など夢のまた夢の話となってしまいます。住む場所という拠点がないのに、自立などできるはずがないからです。

このように考えていくと、やはり退院後はグループホームが重要な選択肢になると思います。グループホームには滞在型と通過型という2つの種類があります。滞在型は利用期間の定めはなく、長期利用が可能なグループホームです。一方で通過型は単身生活をスタートするまでの移行期間のみ利用できるグループホームで、利用期間は原則として2年間、延長しても最大3年間と決まっています。利用者はこの3年の間に単身生活へ移行することが求められていて、正当な理由がなく長期にわたって利用することはできません。

グループホーム全体を見ると滞在型のほうが数は少なく、利用期間の定めがある通過型のほうが多くなっています。その場合、退院後の一定期間をグループホームで過ごしたとしても、その次の住居を見つけなければならなくなります。しかし、そこで賃貸契約などを結ぶことは極めて困難なのが現状です。このような現状を見ると、精神疾患や障がいをもつ人が安心して暮らせるために、グループホームのさらなる拡充が必要です。

デイケアがなくなれば地域の居場所が減ってしまう

居場所づくりの課題として、精神疾患や障がいをもつ人のデイケアが減っているという問題もあります。精神科のデイケアとは精神科の外来に通いながら復職や就職、進学、復学などを目指す人が通うもので、病院やクリニック、保健所などが開設する場合が大半です。

デイケアに通う目的は生活リズムの維持や再入院・再発防止、集団生活のトレーニング、服薬・金銭管理などさまざまです。デイケアが提供するさまざまなプログラムやレクリエーションを通じて、精神疾患をもつ患者はこうしたトレーニングを行います。

デイケアは精神疾患をもつ患者の居場所づくりとして重要な場所の一つですが、近年閉鎖されている小規模デイが増えてきている印象があります。理由はデイの人員配置・施設基準見直し診療報酬改定上の問題です。以前は利用者が短時間でも参加すれば診療報酬を請求することができたのですが、診療報酬の改定によって今では朝から6時間もしくは3時間しっかり参加していないと請求できないようになりました。小さなクリニックが開設するような小規模のデイケアが閉鎖されつつあり、大規模な病院のデイケアが充実されている状態です。

これによって慣れ親しんで通っていた場所を失ってしまった患者もいました。デイケアのなかでは文化系や運動系のレクリエーションや生活援助のプログラム、あるいは認知行動療法やＳＳＴなどの心理療法が行われるところもあり、精神疾患をもつ患者が社会で過ごすためのスキルを学ぶ貴重な場所です。同時に、デイケアに通うことで困ったときに相談する相手を得ることもできます。このような場所が少なくなってしまうことは、精神疾患をもつ患者にとって大きなデメリットなのです。

同じ病気や悩みをもつ人同士が話し合える場を提供

このような状況を少しでも改善するために、精神疾患をもつ患者が安心してふらりと立ち寄れる居場所づくりが重要です。精神疾患や障がいをもっていると、きちんとデイケアに通ったり朝から夕方まで通しでプログラムに参加したりすることが難しい人もいます。そのような人が居場所を失わないように、気軽に立ち寄れる日中の居場所を提供したいというのが私の願いです。

例えばステーションの近くの場所を用意して、月に1回でもよいので自由に話せるようなイベントを開催するのもいいかもしれません。そこでは当事者同士が顔を合わせて、互いに病気について不安に感じていることや悩みなどを自由に語り合うことができるのです。

こうした場所に行くことをためらう患者もいると思います。しかし、慣れ親しんだ看護師がいるのならば、参加するためのハードルも下がるはずです。看護師からも誘いやすいのではないかと考えています。

私が患者からよく聞くことは、世の中に自分と同じような幻聴が聞こえたり幻覚が見えたりする病気の人がいるなど信じられないということです。実際には、統合失調症は100人に1人はいるといわれている決して珍しくはない病気です。しかし患者自身は自分以外の病人と話したことがないと、世の中で自分だけがこんな目に遭っていると思い込みがちです。

そのような患者に向けて、患者同士で話し合う場を提供することが必要です。私自身が精神科病棟に入院したときに感じたことは、患者同士のおしゃべりは思っている以上に心を軽くしてくれるということです。同じ病気をもつ患者と話すことでつらいのは自分だけではないと感じられるからです。こうしたことは入院中ならば可能ですが、消極的な患者にはなかなか難しい問題です。だからこそ私は精神疾患をもつ患者が気軽に立ち寄って、当事者同士で話せる場所や機会を増やしたいと願っているのです。

地域で孤立しがちなのは患者だけではありません。発達障害などをはじめとする障がいをもつ子どもの親も孤立しがちです。発達障害を例に取れば、同じような子どもをもつ親の会などがあります。しかしそうしたところに自分から参加できるのは、心身ともに元気な親だけです。子どものことで悩んで自分自身もうつ状態になってしまったり、健康状態を損ねてしまったりしている親はそうした場に出掛けていくことすらできません。その結果、ただでさえ孤立しがちな状況がますます深刻になってしまうのです。そのような親たちを対象に、大変な思いをしているのは自分一人ではないということを実感できるような居場所をつくってあげたいと切実に願っています。

おわりに

精神疾患をもつ患者と地域において本気で向き合いたい、地域で生活する患者の心の日差しになりたいという思いで2012年に訪問看護事業所を立ち上げてから、約10年が経過しました。

この10年間に、数え切れないほど多くの患者と向き合ってきました。向き合ってきた患者のなかにはI君やJさんのように、私たちのサポートを受けながらやがて自分の足で社会へと飛び立っていった患者もいれば、CさんやGさんのように突然訪問が途切れてしまったケース、あるいは現在まで継続して関わっているケースまでさまざまです。

訪問看護は一人の患者とじっくり向き合えるところが大きな魅力です。これは病棟では決して味わうことができない醍醐味だと、私はいつも感じています。特に精神科領域においては関わりが年単位に及ぶことが多いため、患者が地域で生活できるようになるまで長い目で見ながらサポートすることができるのです。精神科は目に見えない分野ですが、精神の安定なくして目標達成も自己実現にもつながりません。

私たちが関わることによって地域で安定した精神を保ちながら自立できるようになったり、あるいは症状をコントロールしながら再入院せずに地域で長く暮らすことができたりしている患者と触れ合うことは、訪問看護師としてのなによりの喜びとやりがいにつながっています。

長らく日本の精神科医療には、いくつもの課題があると指摘されてきました。例えば日本は精神科のベッド数が海外に比べて突出して多く、入院日数も平均して274日とほかの診療科の10倍近い長さになっています（厚生労働省「最近の精神保健医療福祉施策の動向について」）。このように極めて長い入院日数や長期にわたる身体拘束などは、国際的にも批判の対象となってきました。

一方で近年は日本においても、人権に対する意識の高まりや医療費抑制の観点から、ベッド数の削減や入院日数の短縮が進んでいます。精神科病床は過去15年間で約35・8万床から33・8万床へと2万床が削減されて、入院患者数も約32・9万人から28・9万人へと4万人の減少となりました（同上）。また、厚生労働省が精神障害も対象とした地域包括ケアの構築を推進するなど、精神疾患をもつ患者が地域で暮らすための機運は高まりつつあります。
しかし、それでもまだ十分ではありません。地域でしっかりと受け入れる体制さえ整っていれば、病院ではなく地域で暮らせる患者はもっと多いはずだと私は考えています。そしてそのために、私たち訪問看護師がやれることはまだまだたくさんあるはずです。一人でも多くの患者が今以上に回復し地域で自立して暮らせるために、私たちは私たちなりの挑戦を止めてはならないのです。

本書では私が精神科看護師を志した経緯から、患者として保護室に入院した経験、そのあともさまざまな紆余曲折を経ながら、天職である精神科看護を貫くべく奮闘してきた私自身の半生をすべて記しました。私の半生、そして訪問看護師として関わってきた数々の患者とのエピソードから、読者がほんの少しでも精神科看護に興味をもったり、あるいは日本の精神科医療について考えたりするきっかけになることを願っています。

西島 暁子

1975年東京都生まれ。1995年帝京大学医学部入学、
1996年都立府中看護学校入学。

1999年調布総合病院、1999年横浜丘の上病院精神科に勤務。

2012年、株式会社ナースサポート.アリスを設立。

2012年5月ソレイユ訪問看護ステーションオープン。

2019年、武蔵野サテライト、2021年、ソレイユ訪問看護ステーション中野をオープン。

現在、板橋サテライトや児童・思春期部門を設立予定。

本書についての
ご意見・ご感想はコチラ

魂の精神科訪問看護

2023年1月31日　第1刷発行

著　者　　西島暁子
発行人　　久保田貴幸

発行元　　株式会社 幻冬舎メディアコンサルティング
〒151-0051　東京都渋谷区千駄ヶ谷4-9-7
電話　03-5411-6440（編集）

発売元　　株式会社 幻冬舎
〒151-0051　東京都渋谷区千駄ヶ谷4-9-7
電話　03-5411-6222（営業）

印刷・製本　中央精版印刷株式会社
装　丁　　立石愛

検印廃止

Printed in Japan
ISBN 978-4-344-94153-3 C0047
幻冬舎メディアコンサルティングＨＰ
https://www.gentosha-mc.com/